筋肉がつく！ やせる！

タンパク質データBOOK

藤田 聡 監修　　朝日新聞出版

JN217844

筋肉をつけて効率よくやせる正しいタンパとり方教えます!

　20歳代をピークに、筋肉の量は加齢に伴い低下していきます。筋肉量の低下は、転倒の危険性を高めるだけでなく生活習慣病のリスクを増加させるとも指摘されており、筋肉量の維持・増加は、健康増進の観点からも重要です。

　筋肉量の増加には、日常生活における運動の実施と栄養摂取が欠かせません。特に、筋肉を構成するのはアミノ酸であるため、食生活でのタンパク質摂取は必要不可欠です。さらに近年の研究で、タンパク質摂取に伴う筋肉の合成においては、タンパク質の量だけでなく、必須アミノ酸のひとつであるロイシンの含有量に代表されるタンパク質の"質"が、重要な決定要因であると明らかになっています。

ダイエット!
ための
ク質の

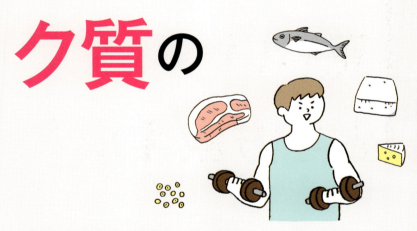

　本書では、筋肉の増加に欠かせない良質なタンパク質を気軽においしく摂取できるレシピを多く紹介しています。さらに、運動と組み合わせる際のタンパク質摂取のタイミングや、異なるタンパク質源についての説明を入れたことで、効果的な運動と食事の組み合わせを実現できるガイドブックになっています。筋肉量を維持するため気軽にタンパク質を摂取したいとお考えのランナーやジム通いの方、また、筋肉量を積極的に増やしながらダイエット成功を目指される方などにおすすめの内容となっていますので、本書で正しいタンパク質の摂取方法を身につけ、役立ててもらえれば幸いです。

立命館大学スポーツ健康科学部教授　藤田 聡

【この本の特長と使い方】

効率よく筋肉をつけてやせるしくみと方法を紹介。
また代表的な食品や料理の、タンパク質量とエネルギー、
そのほか筋肉をつけるために必要な栄養素の含有量を
付録として掲載しています。

特長 ❶ 筋肉をつけてやせる秘訣をしっかり解説！

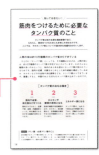 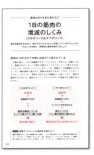

**タンパク質の働きや
筋肉のしくみなどを詳しく説明**

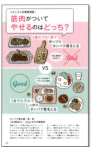 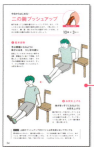

**筋肉をつけるために有効な
生活スタイルや
食事、運動の方法を紹介**

**動物性と植物性、
それぞれのタンパク質を
多く含む食材をランキング**

＊ロイシン量が「※推定」のものは、海外の食品成分表などに類似食品があればそのデータを引用し、原材料の配合割合とアミノ酸の成分値が既知の加工品であればそれらを用いて、推計しています。調理によるアミノ酸組成の変化や日本と海外の食品の違いなどを考慮していないため、推計値となります。

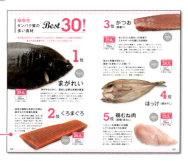

特長 ② タンパク質を手軽にとれる おいしいレシピが57点！

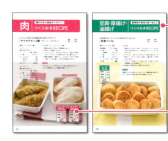

タンパク質が豊富な食材を メインにした**つくりおきレシピ**

＊つくりおきの栄養価は1/4量分です。その数値を参考に、1食分の量を調節してください。保存期間は目安です。

全レシピに**タンパク質量**と**エネルギー**を表示

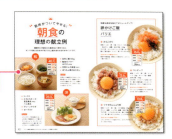

朝・昼・夕食におすすめの**レシピ**とその**献立例**を提案

＊「1人分」以外の栄養価は1/2量分です。

特長 ③ 食品800点以上の、タンパク質など栄養素量を掲載！

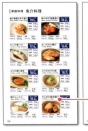 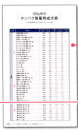

朝・昼・夕食の代表的な**メニュー**と、一般的な**食材**について、**タンパク質**をはじめとする**栄養素の含有量**を掲載

各料理名の下には、その料理に入っている、**タンパク質**を含む**食材**を含有量の多い順に1〜3つ掲載

データBOOKのきまり

■本書の成分値は『日本食品標準成分表2015年版（七訂）』をもとに算出しています。タンパク質については、動物性と植物性食品、調味料それぞれのタンパク質量と、その合計値である総タンパク質量を表示しています。数値は小数点第2位を四捨五入しているため、総量が異なる場合もあります。「Tr」は微量、「-」は未測定、「（ ）」がついている数値は推定量を示しています。

■食品データについては、料理によく使う目安量、一般的な1回量に対して算出、掲載しています。家庭料理のデータの成分は1人分です。外食、コンビニ、居酒屋などについては、全量に対する成分量です。

Contents

2 **プロローグ**
筋肉をつけてダイエット！
効率よくやせるための
正しいタンパク質の
とり方教えます！

4 **この本の特長と使い方**

Part 1
タンパク質をとって代謝を上げてやせるメカニズム

メカニズムを徹底検証！
筋肉がついてやせるのはどっち？

10 3食のうち1食でがっつり
タンパク質をとる
VS 3食それぞれでしっかり
タンパク質をとる

11 筋トレの後にアルコールを飲む
VS 筋トレした直後は
アルコールは飲まない

12 糖質オフの食事＋筋トレ
VS 糖質＆タンパク質の食事
＋筋トレ

13 筋トレ＋サウナ
VS 筋トレ＋ウォーキング

—

14 筋肉をつけるために必要な
タンパク質のこと

16 BCAA（分岐鎖アミノ酸）の
ひとつロイシンで
筋肉スイッチをオン！

---

18 筋肉をつけて代謝を上げる
GOOD生活 VS BAD生活

22 筋肉をつけて
基礎代謝を上げるメカニズム

24 1日の筋肉の増減のしくみ
（カタボリック＆アナボリック）

26 有酸素運動＆筋トレのすすめ

28 筋トレ時の効果的な
タンパク質のとり入れ方

30 ランニング時の効果的な
タンパク質のとり入れ方

32 3つの筋トレを毎日続けると
得られる効果

36 ふくらはぎが細すぎるのは
全身に筋肉がない証拠

Part 2
代謝を上げてやせる！動物性＆植物性タンパク質たっぷりつくりおきレシピ

食材による効果を徹底検証！
筋肉がついてやせるのはどっち？

38 鶏ささみ肉 VS 牛肩ロース肉

39 さば水煮缶 VS ウインナー

40 卵 VS 木綿豆腐

41 プレーンヨーグルト
VS 豆乳（成分無調整）

—

42 動物性タンパク質のとり入れ方

44 **動物性タンパク質の
多い食材Best30！**

つくりおきRECIPE

肉

52 サラダチキン2種
（プレーン、タンドリー）

53 豚しゃぶの昆布だし漬け

54 鶏ささみの青じそ焼き

55 あっさり焼き肉

魚介

56 手づくりツナ

57 鮭のねぎみそ焼き

58 めかじきのトマト炒め

59 えびとたこのパン粉炒め

卵と乳製品

60 韓国風味玉

61 たらこ卵焼き

62 チーズのみそ漬け2種
（モッツァレラチーズ、プロセスチーズ）

63 プロセスチーズのオイルマリネ

—

64 植物性タンパク質のとり入れ方

66 植物性タンパク質の
多い食材Best30!

つくりおきRECIPE

豆

74 炒り大豆

75 黒豆のトマト煮込み

76 蒸し大豆のフムス

77 大豆とツナのカレー

豆腐・厚揚げ・油揚げ

78 豆腐つくね

79 高野豆腐の南蛮漬け

80 厚揚げの炒り豆腐風

81 ハムチーズ焼き

82 タンパク質をとりすぎると
体はどうなる？

Part 3
キレイにやせる！
朝・昼・夕食の
タンパク質たっぷり
おすすめレシピ

食事による効果を徹底検証！
筋肉がついて
やせるのはどっち？

84 ハムエッグ＆トースト＆牛乳
VS 納豆＆ご飯＆豆腐のみそ汁

85 ピザトースト
VS フレンチトースト

86 パスタ少なめペペロンチーノ
VS パスタ少なめミートソース

87 ご飯と油が控えめチャーハン
VS 卵たっぷりオムライス

88 ハンバーグ VS ステーキ

89 焼き鳥 VS ししゃも

—

90 キレイにやせる！1日の献立例

92 朝食の理想の献立例

93 卵かけご飯バリエ

94 卵焼きバリエ

95 オムレツバリエ

96 目玉焼きバリエ

97 納豆バリエ

98 豆腐バリエ

99 みそ汁バリエ

100 昼食の理想の献立例

パン

101 しょうが焼きサンド／
さば缶のバインミー

パスタ

102 ホットトマトチキンペンネ

103 サーディンと青じその
スパゲッティ

そば・うどん

104 ぶっかけ牛肉そば

105 シーフードカルボナーラうどん

主菜ワンプレート

106 ポークソテーサラダご飯

107 マーボーチキンのライスボウル

108 **夕食の理想の献立例**

おつまみ

109 鶏手羽中のゆずこしょう焼き／
ししゃものパン粉焼き

肉

110 粗びきハンバーグ

111 鶏むね肉の焼きチキン南蛮

魚介

112 まぐろのパワーサラダ

113 鮭の和風グラタン

Protein Column

114 プロテインの種類ととり入れ方

118 プロテインバー*Recipe*

120 プロテインゼリー＆スムージー*Recipe*

122 イソフラボンの効果的な
とり入れ方ってあるの？

付録

朝食｜昼食｜夕食（家庭料理／外食）

**タンパク質量
データ*Book***

朝食 タンパク質量＆栄養データ表

125 主食

128 おかず＆汁物

134 乳製品＆ドリンク

昼食 タンパク質量＆栄養データ表

137 コンビニメニュー

142 丼

144 ファミレスメニュー

147 うどん・そば

149 ラーメン・チャーハン

151 定食

夕食（家庭料理）
タンパク質量＆栄養データ表

155 家庭料理 肉料理

158 家庭料理 魚介料理

161 家庭料理 豆腐・卵・乳製品料理

164 家庭料理 副菜

167 家庭料理 汁物

夕食（外食）
タンパク質量＆栄養データ表

170 外食 寿司

172 外食 焼き鳥＆串揚げ

175 外食 焼き肉店メニュー

177 外食 居酒屋メニュー

180 外食 おでん

182 外食 鍋

184 100g中の
タンパク質量等成分表

Part **1**

タンパク質をとって代謝を上げてやせるメカニズム

筋トレや有酸素運動でやせたい人こそ、
しっかりとりたいタンパク質。
タンパク質と代謝、筋肉がつくメカニズムなど、
ダイエットの際に役立つポイントを理解しましょう。

メカニズムを徹底検証！
筋肉がついてやせるのはどっち？

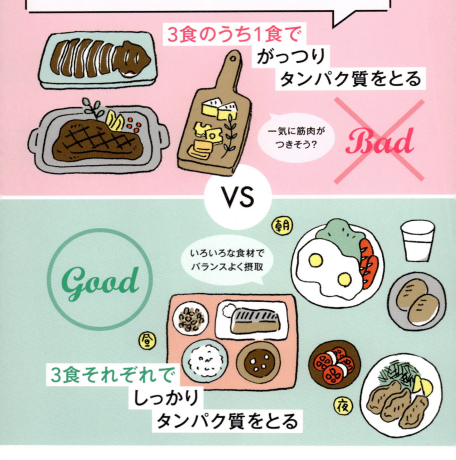

タンパク質は朝・昼・夜
1日3回各20～30gとるのが理想的

食事でタンパク質を20gとるには、ヒレステーキで約100gを食べる必要があり、1日分のタンパク質（成人の男性で60g、女性で50g）を1食でとるのはほぼ無理。またタンパク質は、体内ではアミノ酸として血液中などに存在しますが、食事で十分にタンパク質をとらないと、そのアミノ酸が減少し、筋肉を合成できません。そしてエネルギー不足になった体は、筋肉を分解してタンパク質を消費します。3食でタンパク質をとり一定量のアミノ酸を維持することが、効率的な筋肉づくりのポイントです。

やせるには筋肉がマスト。
食生活で筋肉をつけるためのメカニズムを学びましょう。

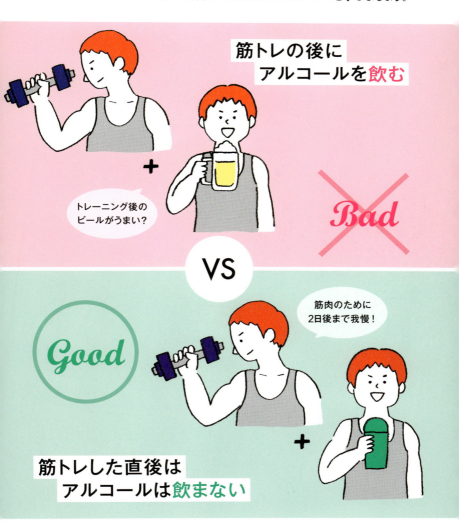

アルコールは筋トレの直後はNG！
筋トレして2日後ぐらいに、ご褒美程度で飲むのがベスト

筋トレをすると、1～2時間後に筋肉の合成が始まり、プロテインをとることで相乗効果が得られます。しかしここでアルコールを飲むと、筋肉合成が30～40％に減少してしまうことに。研究では、筋トレ後にプロテインとアルコールを摂取する場合と、何も摂取しない場合の筋肉合成量を比較すると、何も摂取しないほうが筋肉は合成される、という報告があります。たとえプロテインを摂取したとしても、同時にアルコールも摂取すれば、せっかくのプロテインの効果を抑えてしまうのです。

11

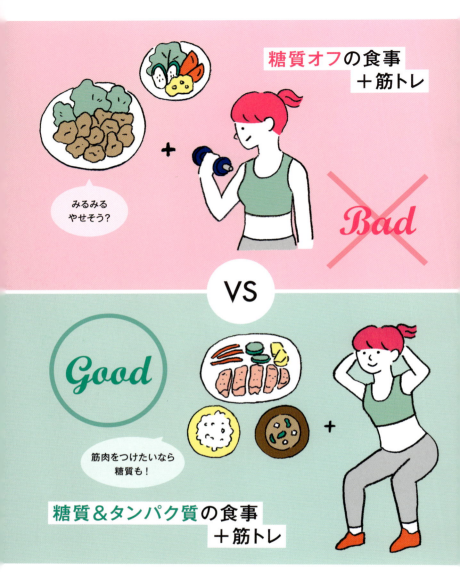

極端な糖質オフは筋肉を壊す!?
筋肉をつけてやせるなら糖質も重要

引き締まった筋肉質なボディラインを手に入れたいのなら、糖質も適度にとるのがベターです。筋トレをすると、筋肉に蓄えられた栄養が使われて、体はエネルギー不足になります。このとき血糖値が低いままだと、筋肉を分解してエネルギーとして使ってしまうのです。これでは糖質オフの努力も水の泡。筋トレ後、糖質が筋肉に吸収されやすくなっているタイミングで糖質をとり入れることをおすすめします。もちろんタンパク質も消耗しているので、あわせて補給しましょう。

メカニズムを徹底検証！ **筋肉**がついて**やせる**のは**どっち？**

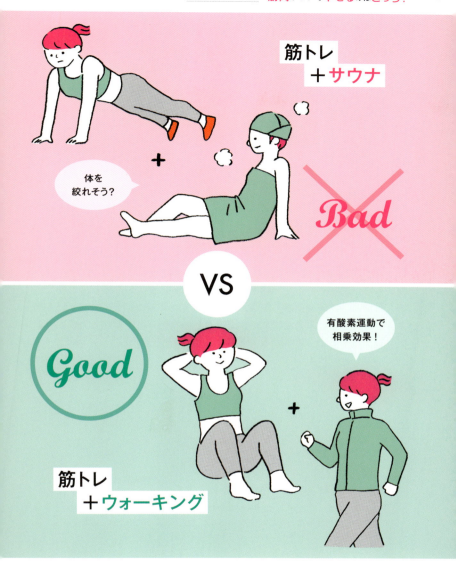

サウナでは水分が抜けるだけ。
本気でやせたいなら筋トレ＋有酸素運動を

汗を大量に流すとやせたような気になりますが、これはただの勘違い。細胞から水分が抜けるので体重が減ることもあるものの、水分を補給すればすぐに元に戻ります。やせたいのなら、筋トレと有酸素運動を組み合わせるのがベスト。体脂肪を燃やすだけでなく、血流がよくなるので栄養が体のすみずみまで行き渡りやすくなります。つまり、筋肉の材料となるアミノ酸が速やかに筋肉へ届けられるのです。筋肉が増えれば代謝もアップして、やせやすい体質へと変化していきます。

13

\ 知っておきたい！ /

筋肉をつけるために必要な タンパク質のこと

タンパク質は体の主要な構成要素であり、
もちろん、筋肉をつけるためにも非常に大切なものです。
ここでは、そのタンパク質についての基本的な知識をおさらいします。

人間の体は約10万種類のタンパク質からできている

ひと口に「タンパク質」といっても、その種類はさまざま。人間の体には、約10万種類のタンパク質が存在するとされています。なぜそんなに種類が多いのかというと、体内のあらゆる部分にタンパク質が使われているためです。筋肉や皮膚、内臓をはじめとした体の組織を構成しているほか、ホルモンなどの分泌物や消化酵素なども、タンパク質からできています。重量にすると、体重のおよそ20％をタンパク質が占めているのです。

［ タンパク質のおもな働き ］

1
―

筋肉や血管、消化器などをつくる

筋肉だけではなく、皮膚や骨、血管、内臓器官といった、体を構成するさまざまな組織の材料となります。

2
―

ホルモンや酵素の原料となる

血液の細胞や免疫細胞のほか、ホルモン、消化酵素など、生理機能を維持するための物質をつくっています。

3
―

エネルギー源になる

タンパク質は、1gあたり約4kcalの熱量を有しており、活動のためのエネルギー源としても使われます。

MEMO アミノ酸・必須アミノ酸のこと

体を構成するタンパク質の材料となっているのが、アミノ酸です。タンパク質をつくるには20種類のアミノ酸が必要ですが、その

うち9種類は体内で十分な量を合成できません。毎日の食事でとる必要がある、ということから「必須アミノ酸」と呼ばれています。

食品のタンパク質は大きく分けて2種類

動物性タンパク質

肉、魚介、卵、乳製品に含まれるタンパク質

肉や魚、卵、乳製品はタンパク質が豊富なほか、必須アミノ酸をバランスよく含む良質なタンパク源。筋肉をつけたいとき、積極的にとり入れたい食材です。また、サプリメントとして手軽にタンパク質を補給できるのが、プロテイン。動物性と植物性があり、ミルクプロテイン、ホエイプロテイン、カゼインプロテインなどが、牛乳由来の動物性です。植物性に比べて必須アミノ酸の含有量が多い点などがメリットです。

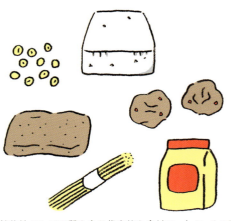

植物性タンパク質

豆、大豆製品、穀類などに含まれるタンパク質

植物性タンパク質を含む代表的な食材は、豆や大豆製品。動物性タンパク質に並び優秀なタンパク源で、脂質の含有量が低いのが特徴です。また、穀類にも少量のタンパク質が含まれています。植物性プロテインは、その原料からソイ（大豆）、ウィート（小麦）の2種類に分けられます。いずれも筋肉をつくる働きでは動物性にひけをとりません。また、脂肪燃焼の効果は植物性のほうが高いことが実験でわかっています。

> **MEMO　アミノ酸スコアのこと**
>
> タンパク質の"質"を判定する基準となり、食材中の必須アミノ酸のバランスを測ったものが、アミノ酸スコア。体内できちんとタンパク質が合成されるには、必須アミノ酸のバランスが重要です。そのバランスがよい食材ほど、良質なタンパク質であるとされます。

＼ タンパク質は "質" にもこだわる ／

BCAA（分岐鎖アミノ酸）の ひとつロイシンで 筋肉スイッチをオン！

Branched Chain Amino Acidsの略称が、BCAA。筋肉をつけるためにタンパク質をとるのなら、知っておきたい成分です。また、一緒にとると効果的な栄養素もチェックして。

筋肉でタンパク質合成を 高めるアミノ酸を 意識してとり入れる

体をつくるうえで大きな働きをするタンパク質がBCAA（分岐鎖アミノ酸）です。これは、必須アミノ酸のバリン、ロイシン、イソロイシンの総称で、筋肉の合成を高める、分解を抑えるなどの働きがあります。特に注目されているのが、ロイシン。筋肉細胞内の遺伝子に働きかけ、「筋肉をつくれ」という指令を出させることで、筋肉の合成を促進させるのです。筋トレの前後には、ロイシンが豊富な食材をとり入れましょう。

［ロイシンの含有率が 高いタンパク質］

1位 ホエイプロテイン

ヨーグルトの上澄みに含まれるタンパク質が主成分のプロテイン。消化吸収がよく、スピーディーに筋肉を合成します。

2位 ミルクプロテイン

牛乳のタンパク質である、カゼインプロテインとホエイプロテインからなるプロテイン。消化しやすく工夫されています。

3位 カゼインプロテイン

牛乳に含まれるタンパク質のカゼインプロテインが主成分のプロテイン。吸収がゆっくりで、腹持ちがよいのが利点。

4位 牛肉／5位 卵／6位 白身魚

食事からとるなら、ロイシン含有量の多い牛肉、卵、白身魚を積極的に食べるとよいでしょう。

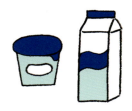

> その他の筋肉をつけて
> やせるための栄養素

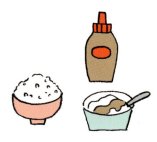

糖質

**太りそうと敬遠されがちな栄養素。
筋肉づくりには必要不可欠**

筋肉を増やすには、ご飯などの糖質も大切。適度にとり入れれば、エネルギー不足によって起こる筋肉の分解が防げます。特に運動後は、牛乳や加糖タイプの飲むヨーグルトなどで、タンパク質と糖質を一緒に補給するのがおすすめです。スピーディーに吸収されて、筋肉の疲労を癒します。はちみつをかけたヨーグルトもよいでしょう。

ビタミンD

**きのこや魚介類に含まれ、
筋肉の合成に有効なビタミン**

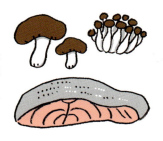

カルシウムの吸収を助け、骨の健康を維持する働きなどが知られているビタミンDは、筋肉の合成にも関わっていることが最近になってわかってきました。日光を浴びることでビタミンDは体内でつくられますが、これとあわせて、魚介、卵、きのこといったビタミンDを含む食品を意識してとり入れるとよいでしょう。

カルシウム

**歯や骨を丈夫にするだけじゃない！
筋肉をスムーズに動かす効果も**

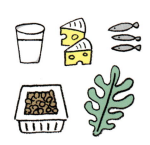

カルシウムは骨や歯を構成するだけでなく、血中にも存在し、神経の働きや筋肉の収縮などに関わっています。非常に重要な栄養素であるにもかかわらず、日本人に不足しがち。牛乳や小魚、大豆製品、海藻類などを意識して食べるようにしましょう。カルシウムを十分にとって運動すれば、骨粗しょう症の予防にもなります。

ビタミンB群

**糖質、脂質、タンパク質の
代謝を助けて疲労を回復**

補酵素として働く栄養素で、豚肉やレバー、うなぎ、かつお、まぐろなどに多く含まれています。糖質、脂質、タンパク質の代謝を助けて、疲労を回復させる働きもあります。

ビタミンC

**筋トレなどの運動によって
発生する活性酸素を抑制**

骨や腱の構成要素で、コラーゲンの合成にも関与。また、筋トレや有酸素運動時に発生して老化の一因となる活性酸素に対抗する、優れた抗酸化物質です。パプリカやブロッコリーなどに豊富。

\ どっちがやせる生活？ /

筋肉をつけて代謝を上げる
GOOD生活 VS BAD生活

普段のちょっとした心がけで、体はやせやすくなっていきます。
BAD生活に当てはまるものがあれば、改善していきましょう。

(GOOD)

タンパク質を意識した朝食をしっかり
3度の食事は、貴重なタンパク質補給タイム。朝は忙しくても、タンパク質を意識した朝食をしっかりと。

上りの運動量は平地の約3倍

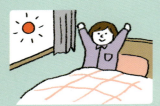

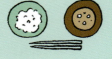

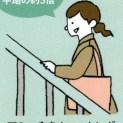

毎日早起きして朝日を浴びる
代謝を高めるために、早起きをして活動開始。また、朝日を浴びることで体内リズムが整う。

駅2つ分をウォーキング＆階段を使う
駅2つ分（徒歩20分程度）くらいは歩いて、有酸素運動を。駅の構内ではエスカレーターでなく階段をチョイス。

06:00　07:00　08:00　09:00

朝食抜きで急いで出かける
身支度するだけで精一杯で、仕方がないから朝食は抜くことに。お腹がグーグー鳴り続ける。

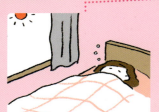

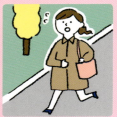

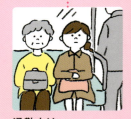

ギリギリまで寝ている
アラームが鳴っても「まだ大丈夫」と二度寝してしまい、それを出かける時間ギリギリまでくり返す。

通勤中は極力エレベーター。満員電車もとにかく座る
列に並んででも、エレベーターやエスカレーターを利用。電車の座席があいたら「ラッキー！」とすかさず確保。

(BAD)

朝〜昼編

活動量を増やして代謝を上げる生活がベスト

　筋肉をつけてやせるには、1日の活動量を増やすとともに、なるべく代謝を上げるのがポイントです。朝はサッと起きて、体を動かしましょう。血行がよくなって代謝がアップし、1日中、代謝の高い状態を維持できます。筋肉をつけるには筋トレを習慣にすることが大事ですが、それ以外でもなるべく体を動かす機会をつくって。また朝食や昼食は手を抜かずにしっかりと。必要な栄養を補い、代謝を上げることができます。

デスクワークでは正しい姿勢と血行を意識

デスクワークをしている間も正しい姿勢を保って、体幹を鍛える。また、こまめに体を動かして血行を促進。

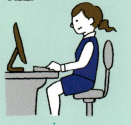

MEMO 同じ体勢を続けないことがポイント

15〜30分おきには立って、軽く動きましょう。難しい場合は、足を床から浮かせる、足首を回すなど、座ったままでもできる軽い運動をするのも効果的です。

ランチは外に出て、遠くまで歩く

話題のお店へ遠出してランチ。おいしい料理を堪能できるうえに、歩いて往復すれば運動もできて一石二鳥。

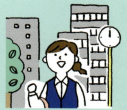

10:00　　11:00　　12:00　　13:00

姿勢が悪くダラダラとデスクワーク

パソコン作業では、どうしても猫背に。その姿勢のままで、午前中があっという間に終わってしまう。

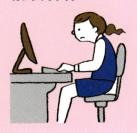

会社のデスクでコンビニのパスタや丼を食べる

昼食はコンビニで適当に購入。手軽に食べられて、財布にやさしいパスタや丼がお気に入りのメニュー。

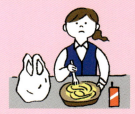

MEMO 座りっぱなしはNG

長く座り続けると下半身の代謝や血流が悪くなり、目の疲れ、肩こりや腰痛のほか、生活習慣病などの原因にも。

夕方〜夜編

暴飲暴食は避け、軽い運動とリラックスを心がける

　タンパク質を十分にとるためにも、夕食はしっかり食べて大丈夫。ただし、アルコールの飲みすぎは筋肉の合成を抑えてしまうのでNGです。運動は夕方以降にしてもOKですが、あまり激しい筋トレなどは眠りを妨げるので、就寝前は避けましょう。寝る2〜1時間前くらいにゆっくりバスタイムをとり、リラックスしたところで就寝を。質のよい睡眠によって、筋肉をつくる成長ホルモンの分泌が促されます。

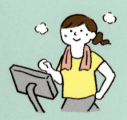

**週に2回は
ジムやヨガに通う**

健康維持のために、週に2回は運動を心がける。ジムやヨガで爽快に汗を流して、ストレスも解消！

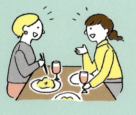

**ときどきは友達と
ごはん**

夜は友達と外食することも。会話やお酒も楽しみながら、バランスのよい食事をゆっくりとる。

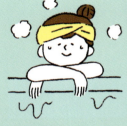

**早めに帰宅して
ゆったりバスタイム**

翌日にさしつかえないように、ダラダラせず早めに切り上げて帰宅。少し長めにお風呂に入って、リラックス。

> 18:00　19:00　20:00　21:00

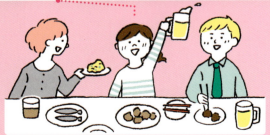

**ほぼ毎日飲み会で
飲んだくれる**

どんなに二日酔いしていても、その日の夕方にはシャッキリ。誘いがあれば断ることなく、連日飲み会へ。

**ついつい飲みすぎ
＆食べすぎる**

「今日は控えめに」と思っていても、アルコールが入るとついつい飲みすぎ、かつ食べすぎてしまう。

MEMO

**筋肉の合成を
抑制する
アルコールは
飲みすぎ厳禁!!**

アルコールは筋肉の合成を抑制することがわかっています。お酒を飲むなら、ビールはジョッキ2杯、ウォッカなら60ml程度までに。飲酒で食欲も増すので、節度をもって。

睡眠中における筋肉とタンパク質の関係は

　眠っている間はつまり、絶食状態です。そのため、筋肉を構成するタンパク質がアミノ酸に分解され、筋肉量は減少します。この対策として就寝前にタンパク質を摂取すれば、空腹のまま眠るよりも睡眠中の筋肉合成を高められる、という科学的根拠があります。ただ、睡眠の質への影響など不明点もあり、おすすめはできません。確実なのは、起床後の十分なタンパク質の摂取が、筋肉量の維持や増加にとても重要ということです。

(GOOD)

MEMO
ヒートショックプロテインのこと
熱を加えると反応し、筋肉の合成を高めると話題になっている、ヒートショックプロテイン。入浴の際、40〜42℃の熱めのお湯に20分程度浸かることで増えるといわれています。

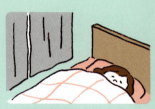

軽い筋トレ＆ストレッチをする
入浴を終えて体が温まったところで、軽い筋トレやストレッチをする。心地よい疲れが出て、よく眠れそう。

部屋を暗くして早めに寝る
ベッドに入り、音楽を聴きながらリラックス。眠くなったら、音楽と明かりを消して就寝。最低でも6時間は寝る。

22:00　23:00　24:00　25:00

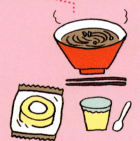

帰ったらテレビを見てダラダラ夜ふかし
帰宅したら、習慣的にテレビをスイッチオン。特に見たい番組でもないのに、ついつい最後まで見てしまう。

しめは必ずラーメンかコンビニスイーツ
大量に飲んで食べたのに、なぜか小腹がすいてしまう。ラーメンや、クリームたっぷりのスイーツが定番コース。

暗闇でのスマホチェックで今夜も寝不足…
ベッドに入ってからも、眠れないのでなんとなくスマホを流し読みしてしまい、目がどんどんさえていく。

(BAD)

＼ これでやせる！ ／

筋肉をつけて基礎代謝を上げるメカニズム

どうして筋肉をつけるとやせるのでしょう？　まずは筋肉と基礎代謝の関係を学び、「やせやすい体」について知りましょう。

基礎代謝とは、生命の維持のために最低限必要なエネルギー

　1日に使うエネルギーのうち、何もしていなくても消費されるエネルギーを、基礎代謝といいます。私たちは、心臓や消化器などを動かす、体温を維持するなど、生きるために多くのエネルギーを必要としているのです。そして、この基礎代謝が高いか低いかで、やせやすさが決まってきます。基礎代謝が高い体とは、排気量の大きい自動車のようなもの。動かずじっとしている状態のときにも、カロリーをどんどん消費していきます。

［ 基礎代謝が使われる部位ランキング ］

1位	骨格筋	22%
2位	肝臓	21%
3位	脳	20%
4位	心臓	9%
5位	腎臓	8%

引用元：厚生労働省e-ヘルスネット「ヒトの臓器・組織における安静時代謝量」より改変（糸川嘉則ほか　編　栄養学総論 改訂第3版　南江堂, 141-164, 2006.）

MEMO
内臓には頼れないから筋肉を増やして基礎代謝を上げる

私たちの体のなかで、もっとも多くのエネルギーを消費しているのが筋肉です。内臓の筋肉は自分でコントロールすることも鍛えることもできませんが、手足や体幹の筋肉は、食事とトレーニングによって増強することが可能です。そうして筋肉を増やすほどに、基礎代謝も高まります。

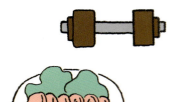

筋肉を1kg増やすと消費エネルギーが増えてやせやすい体に

筋肉1kgあたりの基礎代謝量は、13kcalといわれています。つまり筋肉を1kg増やせば、自動的に消費エネルギーが13kcal増えるということです。ただ、筋肉を1kg増やすのはかなり大変。それに対して消費エネルギーがたった13kcalでは、割に合わないと感じられるかもしれません。とはいえ、筋肉が増えると血行がよくなり、内臓の動きも活発に。これらによって、実際には50kcal程度は代謝がアップするともいわれています。

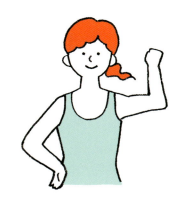

筋肉を維持するためにはエネルギーが必要

筋肉は、その全体量のうち約1.8%が日々生まれ変わります。筋トレの有無には関係なく、筋肉量を維持するために合成と分解がくり返されているのです。筋肉をつくるには、材料となるタンパク質に加えて、筋肉1kgにつき約541kcalのエネルギーも必要。つくろうとする筋肉量が多いほど、必要なエネルギーも多くなるため、筋肉量の少ない人と多い人では、1日に消費するエネルギー量に大きな差があるのです。

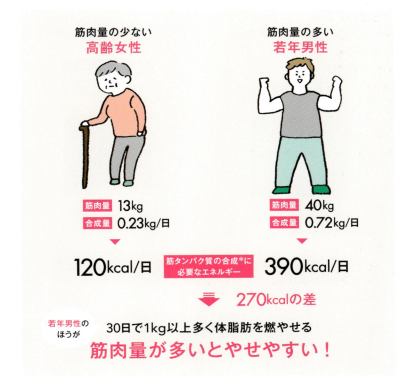

*タンパク質を原料とする筋肉が、トレーニングなどの負荷で傷ついたとき、その筋肉繊維を修復し、構成しなおすプロセス。

＼ 筋肉は日々生まれ変わる!? ／

1日の筋肉の 増減のしくみ
（カタボリック＆アナボリック）

筋肉を維持するために、体内ではどのようなことが起こっているのでしょうか。
そのしくみを知り、効率的に筋肉を増やしましょう。

筋肉は1日のなかで分解と合成がくり返されている

　お腹が減る、つまり血糖値が下がってエネルギーが足りない状態になると、脂肪のほかにタンパク質も分解され、エネルギーとして使われます。このことを、カタボリックといいます。一方、食事をして血糖値が上がると、アミノ酸が筋肉へ運ばれて、筋肉が合成されます。これが、アナボリックです。このように、筋肉は1日のなかで増減をくり返しており、筋肉を維持するためには、適切なタイミングでエネルギーを供給する必要があるのです。

［ カタボリック ］	［ アナボリック ］
空腹時	満腹時
▼	▼
血糖値が下がる	血糖値が上がる
▼	▼
	インスリンが分泌される
	▼
筋肉を構成している タンパク質がアミノ酸に分解	筋タンパクの アミノ酸が筋肉に運ばれる
⇒	⇒
筋肉量が減る！	筋肉合成する（筋肉量が増える）！

MEMO 糖質オフダイエットは筋肉を分解する??

糖質を制限すると、常に血糖値が低い状態になり、カタボリックが進行します。また、脂肪を分解するにもエネルギーが必要で、その ために糖が使われます。極端な糖の制限は筋肉を減らしてしまうため、特に筋トレと糖質オフダイエットの併用はおすすめできません。

筋肉を維持するためには
欠食はNG

ダイエットをしている間は摂取カロリーを抑えようとして、1食抜くといった食事制限を考えることもあるでしょう。しかしこれは、筋肉にとってもっともよくない習慣です。空腹の時間が長くなればなるほど、筋肉はどんどん壊されていき、やせるどころか太りやすい体になってしまうのです。しっかりとした食事ができなくても、その代わりにタンパク質の豊富なヨーグルトくらいは食べるようにしましょう。

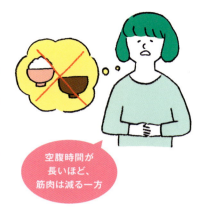

空腹時間が長いほど、筋肉は減る一方

カタボリックの進行を防ぐためには
筋肉のエネルギー源をきちんと補給すること

カタボリックは、細胞の生まれ変わりのためには決して欠かすことのできないしくみです。しかし、それが必要以上に起こった場合は、筋肉を維持することができなくなり、不健康な体になってしまいます。筋肉を減らさないためには、体をエネルギー不足に陥らせないことが重要です。そのために、筋肉のエネルギー源にもなる糖質は、適度にとり入れる必要がある大切なものなのです。

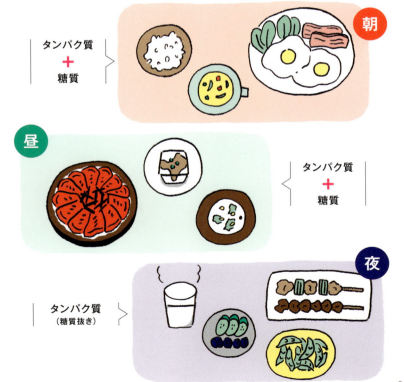

\ 今度こそ、絶対にやせる！/

有酸素運動&
筋トレのすすめ

やせるには、摂取カロリーよりも消費カロリーを多くする必要があります。
そのために効果的な、有酸素運動について知りましょう。

筋トレだけでなく毎日の活動量を増やすことを心がける

　ダイエットを成功させるには、筋トレで筋肉をつけるだけでなく、毎日の活動量を増やしてカロリーを消費することも重要です。そこで、ウォーキングなどの有酸素運動もとり入れましょう。運動する時間を確保するのが難しければ、通勤では2駅分くらいは歩き、なるべく階段を使うなど、普段の生活でできる運動を増やして。このとき、しっかりと呼吸して体に酸素をとり込むことがポイントです。また、規則正しい食事が内臓の動きを活発にするので、活動量アップにつながります。

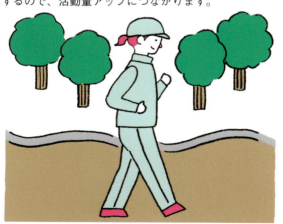

MEMO 血流と筋肉の関係

筋肉は、血流と深い関係があります。食事をすると、筋肉の材料であるアミノ酸が血流にのって筋肉へ運ばれ、アナボリックが進みます。血流がよいと、アミノ酸の流れがスムーズになり、筋肉がつくられやすくなります。反対に、運動不足や老化のせいで血流が悪いと、材料がきちんと届かず、筋肉がつくられにくいのです。筋肉を増やすには、有酸素運動などを習慣にし、血流をよくしておくことが重要です。

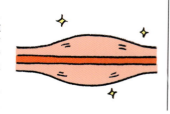

活動量を上げる！ 有酸素運動のススメ

1. ウォーキング

**1日5分からでもOK。
30分ぐらいがベスト。
毎日欠かさないことが大切**

もっとも手軽にとり入れられる運動。血流・代謝のアップには、30分くらい歩くのが理想です。最初からがんばりすぎて続かなくなっては意味がないので、初めは5分でもとにかく毎日続けて、習慣化することが大事。

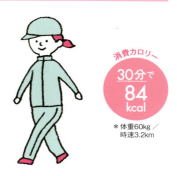

消費カロリー
30分で 84 kcal
＊体重60kg／時速3.2km

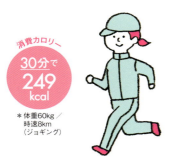

消費カロリー
30分で 249 kcal
＊体重60kg／時速8km（ジョギング）

2. ジョギング・ランニング

きちんと継続できるように、初心者は速度の調整を

全身の筋肉や呼吸器を活発に動かすので、運動の強度が高めです。初めて挑戦する人は、「おしゃべりができる程度」の速度でジョギングをするのがよいとされます。慣れたらランニングへ移行して、消費カロリーをアップ。

3. 縄跳び

**下半身だけでなく、
全身の運動としても効果的。
長時間できないのが難点**

跳び続けるにはバランスをとる必要があるので、腕や足腰だけでなく体幹の筋肉も活発に使います。長時間続けるのは難しいですが、消費カロリーが高いのがメリット。休憩をはさみながら、何回かに分けてもよいでしょう。

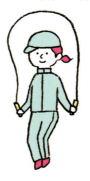

消費カロリー
10分で 88 kcal
＊体重60kg／両足跳び（毎分100ステップ未満）

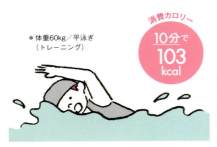

＊体重60kg／平泳ぎ（トレーニング）

消費カロリー
10分で 103 kcal

4. 水泳

**水圧による負荷を
利用した全身運動。
週に3回ほどがおすすめ**

泳ぐのはもちろん、水中を歩くだけで、陸上で動くときよりも全身の筋肉を使い、エネルギーを消費します。また全身に水圧がかかるので、血流がアップする効果もあります。強度が高めなので、2日に1回くらいでOK。

＊改訂版『身体活動のメッツ（METs）表』、付表.10分間そのメッツ値の活動を実施した際の体重別総エネルギー消費量（国立健康・栄養研究所）をもとに算出。

＼ これでキレイな筋肉がつく！ ／

筋トレ時の効果的なタンパク質のとり入れ方

筋トレをするなら、必要な栄養を計画的に摂取することも重要です。しっかりと筋肉をつけるためのポイントを知りましょう。

タンパク質をとるのは筋トレの前後どちらがよい？

　タンパク質を摂取するタイミングは、筋トレの前後どちらがよいのか。プロテインを摂取してそれぞれを比べた実験によれば、筋肉への効果に大きな差はありませんでした。大事なのは、下記で解説する通り、タンパク質の摂取と筋トレはセットにすること。その際、食事からタンパク質をとり入れるのであれば、消化することを考慮して、筋トレはその前にするほうがよいでしょう。筋トレをしてから朝食をしっかりとり、軽めの夕食をとった後に筋トレをする、という流れもおすすめです。

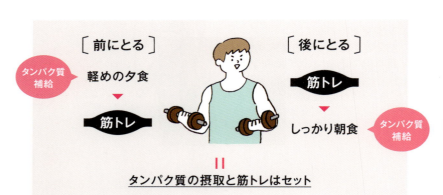

MEMO タンパク質補給のタイミングは運動とワンセットとして考える

運動中の体は、カタボリックになり筋肉が分解されている状態ですが、運動後は、アナボリックに切りかわって筋肉がつくられはじめます。そこで、筋肉の材料となるタンパク質を運動の際に補給すれば、筋肉の合成がスムーズに進むのです。逆にタンパク質が不足していると、カタボリックがどんどん進行。せっかくの運動の効果が半減してしまいます。つまり、運動とタンパク質補給はワンセット。切り離せないのです。

筋肉をつけるためには
タンパク質だけじゃダメ！
糖質も一緒にとるのがベスト

筋肉の材料はタンパク質ですが、筋肉をつけるには糖質も必要です。糖質は普段、グリコーゲンという形で筋肉に蓄えられていて、筋肉を使うときにエネルギー源となります。筋トレをすると、糖質が大量に消費されて、筋肉内のグリコーゲンが枯渇した状態に。ここで糖質を摂取すれば、それが速やかに筋肉へと運ばれ、グリコーゲンとして補充されるのです。糖質を摂取しなければエネルギーが不足し、筋肉の分解が進んでしまいます。

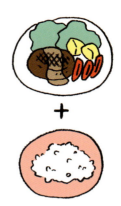

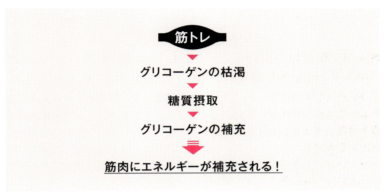

筋トレをしない日も
タンパク質は1食20gをキープするのが鉄則

筋肉は、筋トレをした後24〜72時間のうちにつくられることがわかっています。つまり、筋トレをしない日でも筋肉は着々とつくられているのです。そのため、筋肉の材料となるタンパク質を積極的にとる必要があり、1食につき20gのタンパク質摂取量をキープすることが重要です。また、空腹でいるとカタボリックが進んでしまうので、間食も利用しながら、食事をとるタイミングを工夫しましょう。

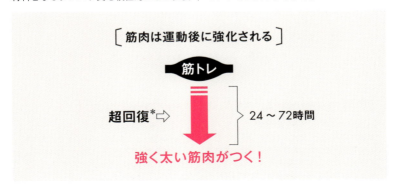

＊強い負荷がかかって疲労した筋肉細胞が、休息することで回復するうえに、負荷がかかる前よりも筋肉の体積が大きくなって筋力もアップする現象。

＼ ランニングの前後はどうするの？ ／

ランニング時の効果的なタンパク質のとり入れ方

筋肉を増やしたいなら、ランニング時の栄養のとり方には要注意。
間違えると、筋肉を減らしてしまうばかりでなく体を壊すことも。

走っている間は筋肉から分解されたアミノ酸がエネルギーとして活用される

　ランニングでは筋トレのように筋肉を使うイメージはありませんが、実際には全身の筋肉を激しく動かしています。また、ランニング中は糖質や脂質を消費するだけでなく、筋肉を分解してアミノ酸として使っています。こうして失われたタンパク質を補給しなければ、筋肉はどんどん減ってしまうのです。気づかず走り続けると、やがて体はランニングに耐えられなくなり、ケガを負うことにもなりかねません。

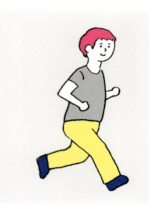

ランニング中
▼
筋肉はアミノ酸に分解される
▼
アミノ酸をエネルギーとして利用する
▼
筋肉はカタボリック状態に！

筋肉量が減ってしまう!!

> **MEMO** 毎日走り続けることが多いランナーにこそタンパク質は必須
>
> 筋肉を休める日を設定する筋トレと違い、ランニングは毎日続ける、しかも長時間走るという人が多いようです。筋肉を休みなく酷使するので、間違いなく疲労がたまるうえ、筋肉のカタボリックも進んでいきます。筋肉をつけるためというよりも、激しい運動に耐えられる体を維持するため、ランナーにこそ、タンパク質が必須なのです。

効果的なタンパク質のとり入れ方

朝ランの人

走る前にタンパク質＋糖質を補給。
走った後はBCAAの高い食事を

朝起きて空腹のまま走るランナーも多いようですが、これはNG。ランニングで使われるエネルギーを確保するために、タンパク質と糖質を補給しておきましょう。飲むヨーグルトなど、消化・吸収されやすいものが◎。また、汗で塩分が失われるので、あらかじめ塩をとることも重要。走った後は、ランニングで分解された筋肉を補うためにBCAAの豊富な動物性タンパク質を摂取して。筋肉疲労の回復にも効果的です。

ランニング前
飲むヨーグルトなどで
タンパク質＋糖質を補給

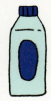

ランニング後
BCAAが豊富な食事を

ランニング後の朝食では、缶詰や卵も活用しながら、BCAAを補給。

夜ランの人

走る2時間前にエネルギー補給を。
走った後はBCAAの高い高タンパク＆低脂肪の食事を

ランナーは、エネルギー源となる糖質をこまめにとって、カタボリックの進行を防ぐことがポイント。夜に走るなら、その2時間くらい前に糖質をとって、ランニングに必要なエネルギーを確保しましょう。ランニング後は、タンパク質が豊富な食事を。ダイエットが目的なら、脂質の低いメニューを選ぶとよいでしょう。活動量の低い夜にカロリーをとりすぎると、余分なエネルギーが脂肪として蓄えられてしまいます。

ランニング前
ゼリー飲料などで
エネルギーを補給

 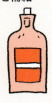

ランニング後
サラダチキンなどの
高タンパク食品をメインに

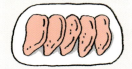

低脂肪・高タンパクで消化にやさしい、サラダチキンなどがおすすめ。

＼ 運動習慣のない人はまずはここから！ ／

3つの筋トレを毎日続けると得られる効果

運動をしたことがない人には、ここで紹介する3つの筋トレがおすすめ。
自宅で簡単にできて続けやすく、筋肉を確実に増やせます。

3か月で！ 超初心者でも簡単な 3つの筋トレで筋肉を1kg増やす

　筋肉を増やすなら、筋トレは必須。だからといって、ジムに通ったり、マシンを買い込んだりする必要はありません。ここで紹介するのは、自分の体重を利用して筋肉に負荷をかけるトレーニング。これまで運動をしたことがない人でも自宅で簡単にできて、脚、体幹、腕など基本的な筋肉を効果的に鍛えられます。まず目指したいのは、1kgの筋肉量増加。少なく思えるかもしれませんが、これだけで見た目はかなり引き締まってきます。

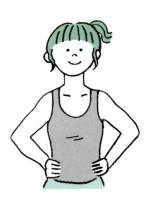

[筋トレを続けて得られる効果]

1

筋肉量が増え、代謝が上がる

筋肉量が増えると、血流や内臓など全身の機能が向上。代謝が上がり、運動をしていないときでも脂肪が燃焼します。

2

見た目もキュッと引き締まる

筋肉がつくにつれて、腕やお腹などたるんでいた部分がキュッと引き締まり、スタイルがよくなります。

3

リバウンド知らずの体が手に入る

筋肉が維持されていれば代謝の高い状態が続くので、リバウンドの心配なし。多少食べすぎても大丈夫です。

今日からはじめる！
簡単スクワット

おもに、太ももの前と後ろ、お尻の筋肉が鍛えられます。全身の筋肉のおよそ3分の2は下半身にあるため、ここを鍛えれば代謝アップの効果も大。腰を下ろす→立ち上がるをくり返すだけの動作なので、初心者でも簡単にできます。

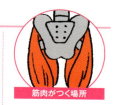
筋肉がつく場所

10回 × 3セット

❶ 基本姿勢
両足を肩幅に開いて立つ
両足を肩幅くらいに開き、つま先は正面に向けて、リラックスした状態で立ちます。

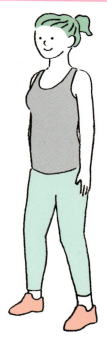

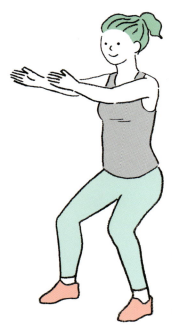

❷ ひざを曲げる
腕は前に出し、腰を下ろすようにひざを曲げる
先に両腕を、「前へならえ」をするように伸ばします。そして、椅子に腰かける感じで、お尻を突き出しながら腰を下ろしていきます。太ももが、地面と平行になったらストップ。そして基本姿勢に戻るまでを、1回と数えます。

MEMO 上記のスクワットがキツイ人は
椅子に座る→立つ→座るをくり返すだけでもOK

上記のスクワットが難しい場合は、椅子を活用してもOKです。椅子に座る→立つを、10〜15回×3セット行いましょう。背筋を伸ばして、ゆっくりとした動きで行うのがコツ。筋肉がついてきたら、上記のスクワットに切りかえて。

今日からはじめる！
二の腕プッシュアップ

椅子を使って二の腕を鍛えるトレーニングです。また、バランスをとるために体幹の筋肉も使われます。一気に3セットではなく、朝・昼・夜にそれぞれ10回ずつ行ってもOK。ぶるぶる揺れる腕のお肉にさよならしましょう。

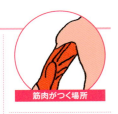
筋肉がつく場所

10回 × 3セット

❶ 基本姿勢

手は肩幅になるように椅子におき、ひじを90度に

安定していてガタツキのない椅子を2脚、肩幅ほどに並べて準備。その間に入って足を伸ばして座り、それぞれの座面の端をつかみます。そして、ひじが90度くらいになるよう、お尻を浮かせて。

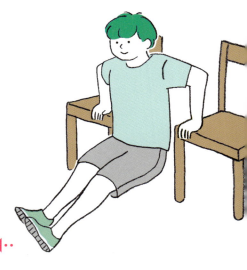

❷ お尻を上げる

体がまっすぐになるようにお尻を上げる

腕が伸びきって体がまっすぐになるくらいまで、お尻を上げます。このときお腹の力も使って。そしてゆっくり元に戻ります。この一連の動きを、1回と数えます。

MEMO 上記のプッシュアップがキツイ人は手を床において行っても

肩や腕まわりがかたい、腕の筋力が弱いという人は、椅子を使って行うのは難しいかも。それなら脚を伸ばして座って床に手をつき、ひじを約90度に曲げて準備。そこから、体がまっすぐになるくらいお尻を上げます。ラクに上がるようになったら、椅子を使って。

今日からはじめる！
体幹×腹筋プランク

プランクは「板」の意味。体を板のようにまっすぐ保つトレーニングで、腹筋をメインに体幹全体が鍛えられます。お腹の引き締め効果があるほか、上半身を支える筋肉がしっかりして、スッと伸びた美しい姿勢になります。

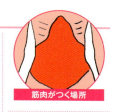
筋肉がつく場所

30秒〜1分 × 3セット

❶ 基本姿勢

四つん這いになりひじをついた状態にする

四つん這いになって両手を肩幅に開き、ひじが肩の真下にくるよう床につけ、腕から手にかけても床にぴったりつけます。ひざは、骨盤の幅に開きます。

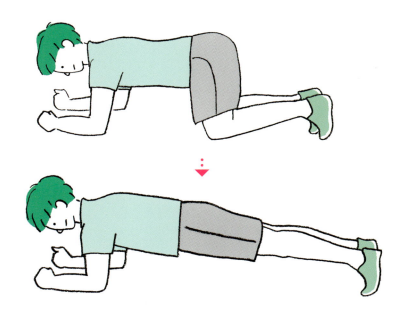

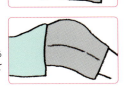

腰の下がりすぎNG
体幹が弱いと、お尻が下がってくるので注意。お腹で支えて。

腰の上がりすぎNG
お尻を上げようとするあまり、腰が曲がってしまうのもNG。

❷ 脚を伸ばす

体がまっすぐになるように脚を伸ばして30秒〜1分をキープする

ひじの角度が変わらないよう、脚を後ろに伸ばします。体をできるだけまっすぐに保って、前腕とつま先で体重を支えて。この姿勢を30秒〜1分キープして1セットとなります。

\ やせすぎ女子は要注意！/

ふくらはぎが
細すぎるのは
全身に
筋肉がない証拠

脚が細いモデル体型は、若い女性の憧れでしょう。しかし細すぎるふくらはぎは、全身の筋肉量が少ないことを示しています。そのため加齢に伴い筋力が衰える「サルコペニア」という状態を引き起こし、最終的には要介護状態に至ってしまう場合が。それを防ぐためにも、適度な筋肉をつけておく必要があります。

サルコペニアを早期発見するには、「指輪っかテスト」が有効です。両手の親指と人さし指で輪っかをつくり、ふくらはぎのもっとも太い部分を囲んでみてください。輪っかと同じか、それ以上の太さがあれば問題ありませんが、輪っかとふくらはぎの間に隙間ができるくらい細ければ、サルコペニアの可能性大。具体的には、男性で37cm以下、女性で34cm以下の場合に注意が必要です。

Part 2

代謝を上げてやせる！

動物性＆植物性
タンパク質たっぷり
つくりおきレシピ

筋肉をつくり、代謝を上げるタンパク質。
動物性と植物性に分け、それぞれで含有量の多い食品と、
それらを使ったつくりおきレシピを紹介します。
意識してとり入れてみましょう。

食材による効果を徹底検証！

筋肉がついて
やせるのはどっち？

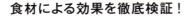

Good

低脂肪＆低カロリーだからやせる！

動物性タンパク質
18.4g

エネルギー
84kcal

※1食分（80g）

鶏ささみ肉

VS

牛肩ロース肉

動物性タンパク質
19.1g

エネルギー
212kcal

※1食分（100g）

Good

たくさん食べたら筋肉つきそう

ステーキ肉のほうが筋肉によさそう？
消化しやすい鶏ささみ肉のほうが即効性アリ

いかにもガッツリ食べるスタミナ食材！という感じがする牛肉のほうが、筋肉がつきそうです。確かに牛肩ロースなどのステーキ肉にはタンパク質が豊富ですが、脂質も多いことから、胃腸での消化に時間がかかります。脂質は、消化速度をゆるやかにする性質があるのです。一方で鶏ささみ肉は、高タンパクでありながら脂質は低いので、速やかに消化吸収されます。筋肉をつけるためには、消化吸収がスピーディーな食材が有利。そのため、鶏ささみ肉のほうが筋肉がつきやすいといえます。

筋肉をつけるには、どんなものを食べるのがよいのか、いろいろな食材を比べました。

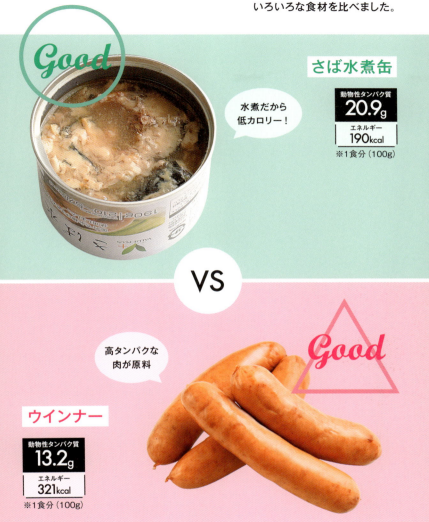

すぐに食べられる、さば水煮缶がおすすめ。
ウインナーは塩分が多いので要注意

魚の缶詰は高タンパクで、長期保存がきき手軽に食べられる優秀な食材。特にタンパク質がたっぷり含まれていておすすめなのが、さばです。ただし、みそ煮などのように味つけしてある製品の場合、たいていは味が濃くて塩分量やカロリーが高めなので、水煮缶を選ぶようにしましょう。一方、ウインナーは100gあたり13gほどのタンパク質を含んでいて、手軽にとり入れやすいという点ではおすすめなのですが、脂質と塩分が高めなので食べすぎないように注意する必要があります。

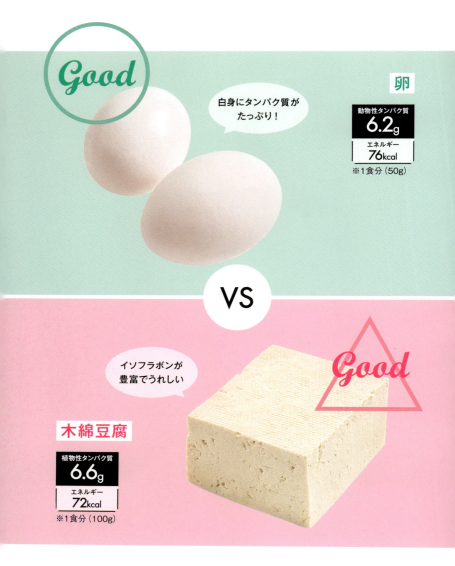

卵も豆腐もアミノ酸スコアは100！
ただし、筋肉になりやすいのは動物性食品

卵も豆腐も、アミノ酸スコアが100の優秀なタンパク質源です。ただ、動物性である卵のほうがロイシンを多く含むので、筋肉の合成を高めるには効果的です。また、豆腐よりも満足感が得られやすく食べすぎを防げるうえ、消化の際により多くのカロリーを使うため、脂肪が減少しやすくなります。一方、豆腐などの植物性タンパク質は低カロリーで、多めに食べても太りにくく、脂質の代謝を助けるというメリットがあります。それぞれに利点があるので、バランスよくとり入れるのがよいでしょう。

食材による効果を徹底検証！　**筋肉**がついて**やせる**のは**どっち？**

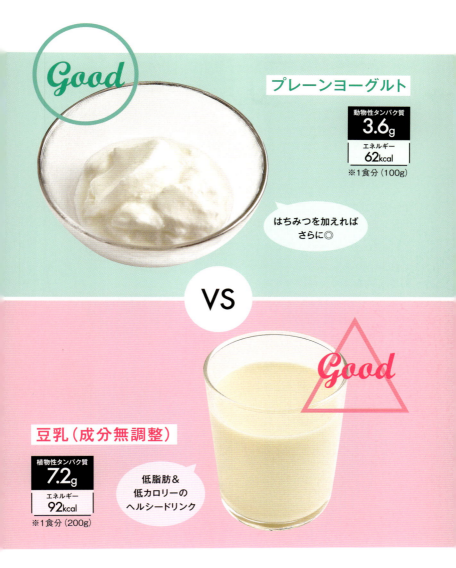

植物性タンパク質の豆乳よりも
ヨーグルトで動物性タンパク質をとるのがおすすめ

　筋肉を合成するためのスイッチを入れる働きをするのが、必須アミノ酸のロイシンです。動物性と植物性タンパク質でその含有量を比べると、前者に軍配が上がります。筋トレの後は筋肉の分解が進んでいる状態なので、そのタイミングで動物性タンパク質を含む食材、しかも消化吸収しやすい乳製品を食べれば、血中のアミノ酸の濃度が一気に高まって筋肉がつくられやすくなります。また糖分を加えると、筋トレで栄養不足になった筋肉へ速やかに栄養補給ができるのでおすすめです。

\やせる！/
動物性タンパク質の とり入れ方

**筋肉をつけてやせるためには、動物性のタンパク質が必須。
毎日の食事で上手にとり入れる方法を紹介します。**

ロイシンを多く含む 肉、魚介、卵、乳製品を 1日3食しっかり食べる

　BCAAのひとつであるロイシンは、筋肉合成を高める作用が非常に高いアミノ酸です。筋肉を増やすための司令塔である細胞内の遺伝子に、筋肉をつくるよう働きかける役割を担っています。良質なタンパク質源といわれる、肉、魚介、卵、乳製品などは、いずれもロイシンが豊富なので、毎日の食事にとり入れていきましょう。また、食事は抜かずに3食しっかり食べることも大切です。

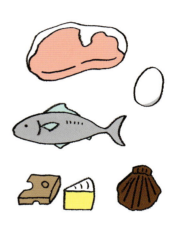

低脂肪のものを選ぶと 速やかに筋肉になりやすい

　筋肉を効率的に増やしたい場合、食べ物のタンパク質は少しでもスピーディーに消化されるほうが有利です。そのため、消化吸収をゆるやかにしてしまう脂質を一緒にとることは、なるべく避けるようにしましょう。肉には多かれ少なかれ脂質が含まれていますが、できるだけ脂質が低めのものを選べば大丈夫です。鶏ささみ肉や鶏むね肉（皮なし）のほか、牛肉なら赤身を選ぶことをおすすめします。

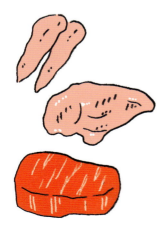

筋肉をつける&やせるための調理ポイント

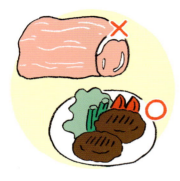

1.
油は控えめに。肉はかたまりではなくひき肉がベスト

調理に使う油は控えめにすること。電子レンジやグリルを活用した、油を使わない調理法がおすすめです。肉も、脂質の少なさを意識して赤身を選びましょう。そして、かたまり肉よりも消化されやすいひき肉のほうが、筋肉を効率的に増やせるので◎。ひき肉は脂質が多い傾向にあるので、できるだけ赤身のものを選ぶのがポイントです。

2.
缶詰など加工品も上手にとり入れる。なるべく水煮を選んで

毎日の食事にタンパク質をとり入れるうえで重宝するのが、長期保存のきく缶詰です。ストックしておけば、買い物が間に合わなかった日でも、きちんとタンパク質をとることができます。おすすめなのは、ツナやさば、いわしなど魚の缶詰。油漬けより水煮のほうが、余分な脂質を含まないのでベターです。

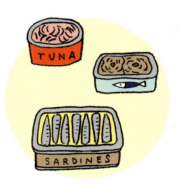

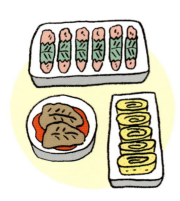

3.
肉・魚介・卵のつくりおきおかずでラクラク摂取

つくりおきおかずを活用して、忙しい日でも必要量のタンパク質が摂取できるようにしておきましょう。調理に手間どる肉や魚介の料理でも、まとめてつくって保存しておけば、食事の準備が手軽に。そのうえ、食材に味がしみ込んでおいしくなるなどのメリットもあります。肉、魚介、卵などを組み合わせて、バリエーションを楽しんで。

43

動物性タンパク質の多い食材 Best 30!

肉や魚介からタンパク質をとり入れるなら、具体的にどんな食材や部位を選ぶのかも重要です。ここでチェックしてみましょう。

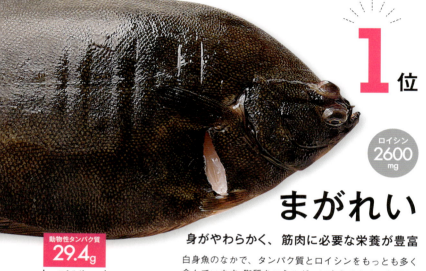

1位 まがれい

ロイシン 2600mg
動物性タンパク質 29.4g
エネルギー 143kcal
※1食分（150g）

身がやわらかく、筋肉に必要な栄養が豊富

白身魚のなかで、タンパク質とロイシンをもっとも多く含んでいます。脂質をエネルギーに変えるために必要な、ビタミンB_2が豊富なのも特徴です。ヒレを動かしている筋肉が「えんがわ」で、コラーゲンがたっぷり。

2位 くろまぐろ

ロイシン 2000mg
動物性タンパク質 26.4g
エネルギー 125kcal
※1食分（100g）

赤身が濃厚な刺身の王様は鉄分などの栄養も豊富

タンパク質は赤身に豊富。血合い部分には、全身に酸素を運ぶ役割もする鉄分や、体温や血圧を一定に保つために不可欠なタウリンなどが含まれています。EPAとDHAのほか、ナイアシンやビタミンB_6が多いのも特徴。

3位 かつお（春獲り）

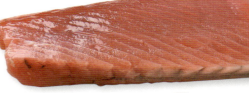

動物性タンパク質 25.8g
エネルギー 114kcal
※1食分（100g）

ロイシン 1800mg

あっさりした味わいの赤身でエネルギーの代謝にも効果的

EPAとDHAが豊富で、必須アミノ酸のバランスが◎。初がつおには脂が少なく、旨みがたっぷりです。タンパク質、脂質、炭水化物のエネルギー代謝に必要なナイアシンが、魚のなかでも特に多く含まれています。

4位 ほっけ（開き干し）

旨みと栄養がぎゅっと詰まった身をふっくら焼いて

干すと水分が抜け、タンパク質や旨み成分が凝縮されておいしくなります。また、カルシウムの多さが魚のなかでトップクラス。そのうえ、カルシウムの吸収を助けるビタミンDも含んでいて、筋肉への効果も大。

ロイシン 2000mg

動物性タンパク質 24.7g
エネルギー 211kcal
※1食分（120g）

5位 鶏むね肉（若鶏/皮なし）

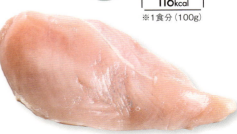

ロイシン 1800mg

動物性タンパク質 23.3g
エネルギー 116kcal
※1食分（100g）

ヘルシーな食事に大活躍してくれる手ごろな食材

手軽においしく食べられるサラダチキンでもおなじみの部位。鶏肉のなかで、タンパク質がもっとも多く含まれています。低脂肪・低カロリーなのもうれしいところ。肉のなかではロイシンを多く含み、筋肉の回復に最適です。

6位 まかじき

**まぐろではなく
すずきの仲間の淡白な身**

低脂肪で淡白な味わいの身は、炒め物や煮物などにもよく合います。DHAなどのオメガ3系脂肪酸やビタミンDも多く含まれていることから、積極的に食べたい食材です。

動物性タンパク質	23.1g
エネルギー	115kcal

※1食分（100g）

ロイシン 1700mg ※推定

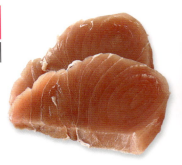

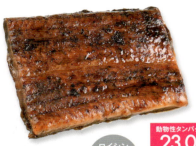

7位 うなぎ（蒲焼き）

**土用の丑の日に限らず
普段の食事にもとり入れたい**

魚のなかでビタミンAの多さが圧倒的。また、ビタミンB_1・B_2・E、カルシウムや亜鉛の含有量も群を抜いています。脂質は多めですが、手軽に食べられてこのタンパク質量はうれしい。

ロイシン -mg ※未測定

動物性タンパク質	23.0g
エネルギー	293kcal

※1食分（100g）

8位 豚ロース肉（大型種/赤肉）

**豚肉のなかでも
特に筋肉づくりに向いている部位**

豚肉のなかでタンパク質の含有量トップ。適度な脂肪に旨みがあり、ソテーなどに◎。ビタミンB群が多いことから、タンパク質を分解して筋肉をつくるためにしっかり働きます。

ロイシン 1800mg

動物性タンパク質	22.7g
エネルギー	150kcal

※1食分（100g）

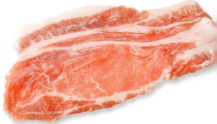

**鮭を食べるなら
一般的な白鮭よりも紅鮭を**

9位 紅鮭

タンパク質が多いだけでなく、赤い色素のアスタキサンチンが含まれ、脂肪を燃焼させて代謝を上げる効果も。抗酸化作用もあり美容効果も期待できる、うれしい成分です。

ロイシン 1800mg ※推定

動物性タンパク質	22.5g
エネルギー	138kcal

※1食分（100g）

10位 豚ヒレ肉（大型種/赤肉）

豚肉の部位のなかで もっともやわらかい

脂肪が少ないので消化が速く、タンパク質が筋肉に吸収されやすいという利点が。豚肉のなかではビタミンB_1の含有量がダントツです。豚1頭からとれる量がわずかで、貴重な部位。

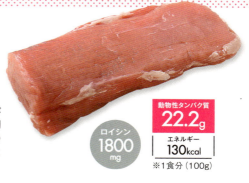

動物性タンパク質 **22.2g**
ロイシン **1800mg**
エネルギー **130kcal**
※1食分（100g）

11位 豚もも肉（大型種/赤肉）

脂肪が少ない豚肉の 赤身といえばこの部位

赤身の代表的な部位。脂肪は少なめで、きめ細かくやわらかな肉質です。焼き豚などブロックのまま調理するのにも向いています。外ももはかためなので、薄切りにして煮ると◎。

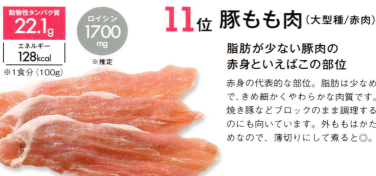

動物性タンパク質 **22.1g**
エネルギー **128kcal**
※1食分（100g）
ロイシン **1700mg** ※推定

12位 牛ランプ肉（乳用肥育/赤肉）

牛肉のなかでは タンパク質の含有量トップ

牛肉でもっとも多くタンパク質を含んでいる、腰からもものあたりの肉です。きめの細かいやわらかな赤身で、適度な脂肪もあり。調理法が多く、いろいろな料理で楽しめます。

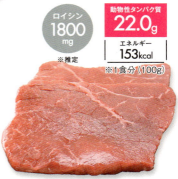

ロイシン **1800mg** ※推定
動物性タンパク質 **22.0g**
エネルギー **153kcal**
※1食分（100g）

13位 牛もも肉（乳用肥育/赤肉）

より脂肪の少ない部位で 効果的な筋肉づくりを

外もも肉より、脂肪が少ない内もも肉のほうが筋肉づくりにはおすすめ。牛肉のなかでは、肩肉と並び亜鉛をもっとも多く含んでいる部位で、髪の健康などにも役立ちます。

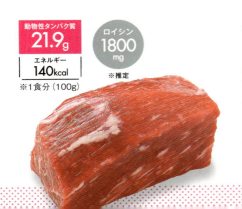

動物性タンパク質 **21.9g**
エネルギー **140kcal**
※1食分（100g）
ロイシン **1800mg** ※推定

14位 牛サーロイン肉（乳用肥育/赤肉）
たまには適量をステーキにして満足感アップ

背中からとれる肉。やわらかくて味がよいものの、霜降りが多いことから脂肪分が多めなので、食べすぎに注意。厚切りのステーキなどにすると、十分な食べ応えを感じられます。

ロイシン **1700** mg ※推定
動物性タンパク質 **21.1g**
エネルギー **177kcal**
※1食分（100g）

動物性タンパク質 **21.0g**
エネルギー **129kcal**
※1食分（100g）
ロイシン **1600** mg ※推定

15位 かんぱち
出世魚が成長した最終形で栄養がたっぷり

ぶりと同様、大きさによって呼び名が変わる出世魚。タンパク質のほか、EPAとDHA、ビタミンDが豊富なので進んで食べたい食材です。特に刺身で食べるのが◎。

16位 豚肩肉（大型種/赤肉）
たっぷりのコラーゲンもしっかりとり入れて

ややかための肉質で旨み成分が豊富なことから、煮込み料理向き。そのスープには、貴重なタンパク質のひとつであるコラーゲンがたっぷり溶け出すので、スープも残さず食べて。

ロイシン **-** mg ※未測定
動物性タンパク質 **20.9g**
エネルギー **125kcal**
※1食分（100g）

白身魚のなかでも栄養と旨みがたっぷりな高級魚

EPAやDHAの含有量は、白身魚のなかでも上位に入っています。アミノ酸がバランスよく含まれているほか、旨み成分であるイノシン酸による味のよさも特徴です。

16位 まだい（養殖/皮つき）

ロイシン **1600** mg
動物性タンパク質 **20.9g**
エネルギー **177kcal**
※1食分（100g）

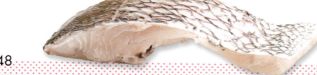

18位 牛ヒレ肉（乳用肥育/赤肉）

筋肉づくりに効果的な脂肪が少なくやわらかい赤身

背中の肉であるサーロインの内側にあります。脂肪が少ないので、タンパク質が筋肉に吸収されやすいことが特徴。ヒレ肉の上質な部分を使ったステーキが、シャトーブリアンです。

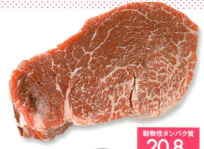

ロイシン 1700mg
動物性タンパク質 20.8g
エネルギー 195kcal
※1食分（100g）

19位 まさば

健康によい青背魚は筋肉づくりにも効果的

EPAやDHAが豊富な青背魚の代表格。ビタミンB群・D、カルシウムなど、筋肉によい効果をもたらす栄養素もたっぷり含まれています。塩焼きや煮魚にして食べましょう。

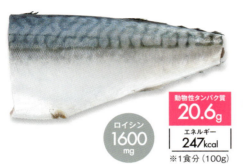

ロイシン 1600mg
動物性タンパク質 20.6g
エネルギー 247kcal
※1食分（100g）

20位 さわら

ほぼ1年中出回る青背魚で健康的に筋肉づくりを

身がとてもやわらかい青背魚です。魚のなかでは、カリウムの含有量がトップクラス。また、ビタミンB_2とナイアシンも豊富で、EPAやDHAも含んでいます。

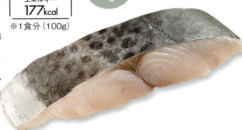

動物性タンパク質 20.1g
エネルギー 177kcal
ロイシン 1600mg
※1食分（100g）

21位 ラムもも肉（脂身つき）

ダイエットに効果的な脂肪を燃やすカルニチンも豊富

脂肪燃焼効果のあるカルニチンを多く含んでいるのが特徴。羊肉のなかで、もっとも脂肪が少なく、あっさりしていて食べやすい部位です。生後1年未満の子羊肉をラムと呼びます。

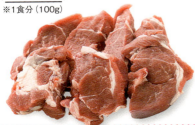

動物性タンパク質 20.0g
エネルギー 198kcal
ロイシン 1600mg
※1食分（100g）

21位
ひらめ（天然）

**筋肉にとってうれしい
栄養が豊富な白身魚**

低脂肪の白身魚で、まがれい同様、コラーゲンたっぷりな「えんがわ」があります。タンパク質だけでなく、筋肉の収縮を正常に保つカリウム、セレン、ビタミンDも豊富です。

ロイシン - mg
※未測定

動物性タンパク質 **20.0g**
エネルギー **103kcal**
※1食分（100g）

ロイシン - mg
※未測定

動物性タンパク質 **19.9g**
エネルギー **143kcal**
※1食分（100g）

23位 牛肩肉（乳用肥育/赤肉）

**煮込んで食べることで
栄養を余すことなく摂取**

肉の色が濃いめ。脂肪は少なく、ややかたい肉質なので、煮込み料理に最適です。ゼラチン質が多く、煮込んだスープにたっぷり溶け出すので、残さず食べるのがベスト。

24位
豚肩ロース肉（大型種/赤肉）

**脂肪が多めの部位は
調理法を工夫して**

脂肪が粗く混ざった赤身。ひき肉や薄切り肉、ブロック肉として、いろいろな料理に使われます。脂質が多くカロリーが高めなので、下ゆですると◎。筋肉づくりに有効です。

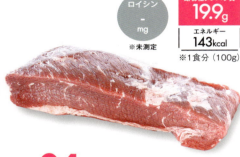

ロイシン **1600** mg
※推定

動物性タンパク質 **19.7g**
エネルギー **157kcal**
※1食分（100g）

**筋肉をつくるために
効果的な栄養素も豊富**

青背魚の代表格。EPAやDHAが豊富で血流をよくする効果があることから、アミノ酸を筋肉にスムーズに運びます。ビタミンB群も豊富で、タンパク質の吸収率を高めます。

25位 まいわし

ロイシン **1500** mg

動物性タンパク質 **19.2g**
エネルギー **169kcal**
※1食分（100g）

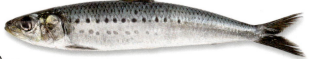

コラーゲンをたっぷりとれる煮込み料理に

適度に脂肪があり、コラーゲンが多く、煮込み料理に◎。やや筋があるので、厚切りで使う場合は適宜取り除いてから調理を。

動物性タンパク質 **19.1g**
エネルギー **212kcal**
※1食分（100g）

ロイシン **1500mg** ※推定

26位 牛肩ロース肉（乳用肥育/赤肉）

27位 鶏もも肉（若鶏/皮なし）

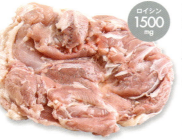

ロイシン **1500mg**

食べ応えのある部位で鉄分が筋肉に効果的

むね肉に比べると肉質はかためで脂肪分が豊富な、旨みとコクのある部位。鉄分も含まれており、筋肉を動かすためにも役立ちます。

動物性タンパク質 **19.0g**
エネルギー **127kcal**
※1食分（100g）

28位 牛リブロース肉（乳用肥育/赤肉）

動物性タンパク質 **18.8g**
エネルギー **248kcal**
※1食分（100g）

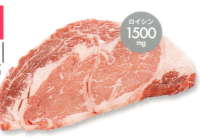

ロイシン **1500mg**

脂肪が多いもののミネラルやビタミンも豊富

霜降りが多く肉質がよい部位で、亜鉛や鉄分、ビタミンB群が豊富。あっさりした味つけのローストビーフなどにするのがおすすめ。

29位 さんま

旬の秋にはぜひ食べたい栄養たっぷりな青背魚

EPAやDHAを豊富に含んでいる青背魚。またビタミン類も豊富で、特にビタミンB群・Dが多く、積極的に食べたい食材です。

ロイシン **1400mg**
動物性タンパク質 **17.6g**
エネルギー **297kcal**
※1食分（100g）

ビタミン類が豊富で低脂肪な白身魚は筋肉にも◎

タンパク質が多いだけでなく、白身魚のなかではビタミンA・D・Eを多く含み、そのうえ脂質は少ないので筋肉づくりに効果的です。

動物性タンパク質 **17.6g**
エネルギー **77kcal**
※1食分（100g）

29位 まだら

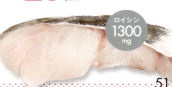

ロイシン **1300mg**

51

肉 つくりおきRECIPE
脂の少ない部位がヘルシー！

コンビニでおなじみの商品を好みの味つけで手づくり
サラダチキン2種 〈プレーン、タンドリー〉

冷蔵 4日 / 冷凍 1か月

材料（つくりやすい分量）

〈プレーン〉
- 鶏むね肉（皮なし） ……… 2枚（500g）
- A | 塩 ……… 小さじ1
- B | にんじん ……… ¼本
  - 玉ねぎ ……… ¼個
  - セロリ ……… ¼本
- 白ワイン ……… 200ml

〈タンドリー〉
- 鶏むね肉（皮なし） ……… 2枚（500g）
- A | 塩 ……… 小さじ1
  - カレー粉 ……… 大さじ½
- B | にんじん ……… ¼本
  - 玉ねぎ ……… ¼個
  - セロリ ……… ¼本
- 白ワイン ……… 200ml

つくり方（プレーン、タンドリー共通）
1. 鶏肉はAをすり込んで1時間ほどおく。
2. Bはすべて薄切りにする。
3. フライパンに1、2を入れ、白ワインを加えて強火にかけ、アルコールが飛ぶまで十分に煮立てる。
4. 鶏肉を裏返して弱火にし、ふたをして10〜15分蒸し煮にして火を通し、そのまま完全に冷ます。

POINT
小さくほぐして、サラダやスープに加えるのがおすすめ。いろいろな料理のタンパク質量を手軽にアップ！

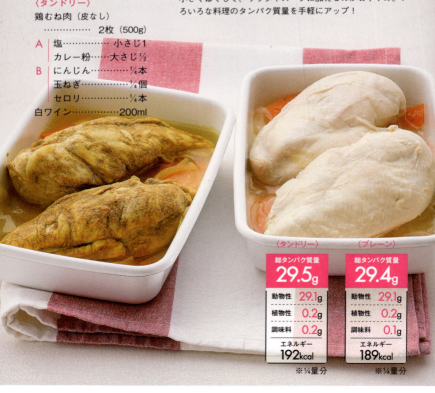

〈タンドリー〉
総タンパク質量 29.5g
動物性 29.1g / 植物性 0.2g / 調味料 0.2g
エネルギー 192kcal
※¼量分

〈プレーン〉
総タンパク質量 29.4g
動物性 29.1g / 植物性 0.2g / 調味料 0.1g
エネルギー 189kcal
※¼量分

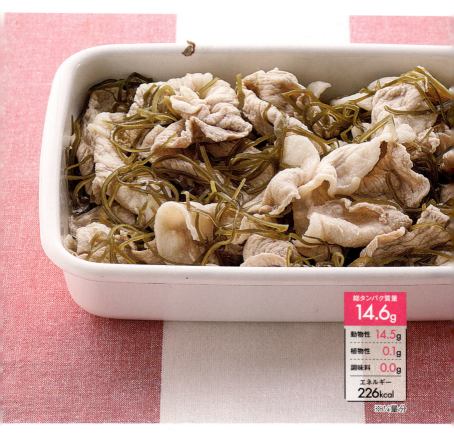

豚肉のなかでもタンパク質が豊富なロース肉を使って
豚しゃぶの昆布だし漬け

冷蔵 4日　冷凍 1か月

材料（つくりやすい分量）

豚ロース肉
（しゃぶしゃぶ用）
　…………………… 300g
A｜切り昆布………… 10g
　｜水……………… 200ml
　｜酒……………… 100ml
　｜塩……………小さじ½

つくり方

1. 鍋にAを入れて煮立ててアルコールを飛ばし、保存容器に入れて冷ます。
2. 別の鍋に湯を沸かして弱火にし、豚肉を1枚ずつさっとゆで、火が通ったものから水けをきって1に漬ける。

POINT

豚肉は、ゆですぎないように注意しましょう。火が通ったらすぐにお湯から出すことで、やわらかな食感になります。

淡白なささみに青じその風味を加えておいしさアップ
鶏ささみの青じそ焼き

冷蔵 4日 / 冷凍 1か月

材料（つくりやすい分量）

鶏ささみ肉… 6本（420g）
青じそ…………… 10枚
塩………………小さじ1弱
酒………………… 大さじ1
オリーブ油…………適量

つくり方

1. ささみは筋を取り除いてキッチンばさみでこま切れにし、塩、酒をもみ混ぜて30分ほどおく。青じそは縦半分に切る。
2. 1のささみを20等分し、手に取ってギュッとにぎる。それぞれに1の青じそを巻きつける。
3. フライパンを熱してオリーブ油をひき、2を並べて弱火にし、ふたをして全面を焼き火を通す。

POINT

ころんとしたひと口サイズで食べやすいので、お弁当のおかずとしてもぴったりな一品です。

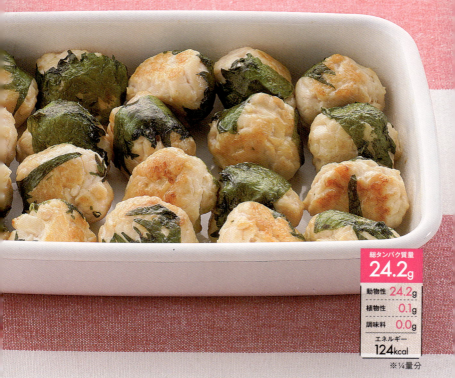

総タンパク質量 **24.2g**
動物性 24.2g
植物性 0.1g
調味料 0.0g
エネルギー **124kcal**
※¼量分

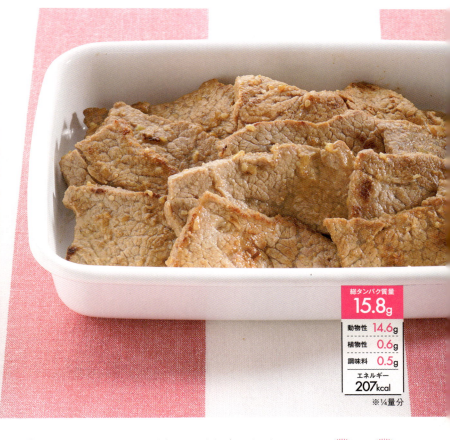

総タンパク質量
15.8g

動物性	14.6g
植物性	0.6g
調味料	0.5g

エネルギー
207kcal

※¼量分

漬けダレの甘みづけはりんごジュースにすればヘルシーに
あっさり焼き肉

冷蔵 4日 / 冷凍 1か月

材料（つくりやすい分量）
牛もも肉（焼き肉用）
　……………………300g
長ねぎ………………¼本
A｜りんごジュース
　　　…………… 50ml
　　しょうゆ… 大さじ1½
　　白すりごま… 大さじ1
　　ごま油………大さじ½
　　にんにく（すりおろし）
　　　……………小さじ½
ごま油………………適量

つくり方
1. 長ねぎは粗みじん切りにしてボウルに入れ、Aを加える。
2. 牛肉を加え、軽くもみ混ぜる。
3. フライパンを熱してごま油をひき、2を並べて強めの中火で両面をこんがり焼いて火を通す。

POINT
糖質が多く含まれる市販のタレは使いません。肉はサンチュなどの葉野菜で巻いて食べるとよいでしょう。

魚介 | 必須脂肪酸なども摂取できる つくりおきRECIPE

タンパク質がたっぷりなまぐろを刺身以外でも味わって
手づくりツナ

冷蔵 4日 / 冷凍 1か月

材料（つくりやすい分量）
- まぐろ（赤身／さく） …………… 400g
- 塩 …………… 4g
- A
  - にんにく ………… 2片
  - ローリエ ………… 1枚
  - セロリ（葉のほう） ………… 1枝分
  - 黒粒こしょう …… 8粒
- オリーブ油 …………… 適量

つくり方
1. まぐろは塩をすり込み、30分おいて水けを拭く。
2. 1がぴったり入るサイズのフライパンに1、Aを入れ、オリーブ油をまぐろがひたひたになるまで注ぎ、中火にかける。
3. 5分たったら裏返し、3分ほど煮て火を通し、火を止めてふたをし、完全に冷ます。

POINT
冷凍保存する場合は、油を軽くきってラップでぴっちり包み、保存袋に入れるとよいでしょう。

総タンパク質量 **26.6g**
動物性 26.4g
植物性 0.2g
調味料 0.0g
エネルギー 222kcal
※¼量分

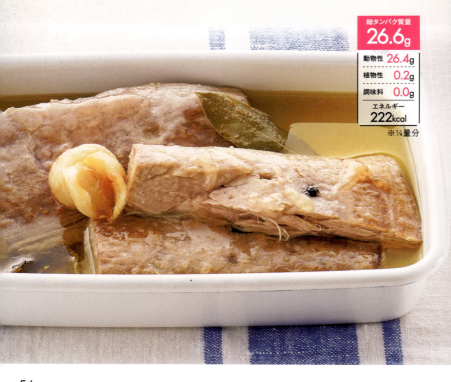

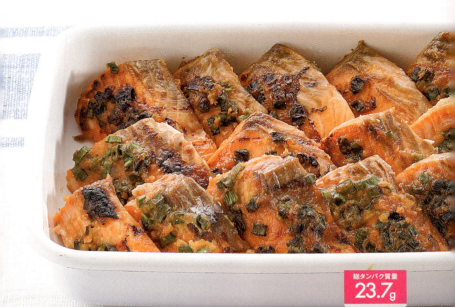

総タンパク質量
23.7g

動物性	22.3g
植物性	0.3g
調味料	1.2g
エネルギー
166kcal

※¼量分

> こんがり焼けた香ばしいねぎみそが鮭にぴったり

鮭のねぎみそ焼き

冷蔵 4日 / 冷凍 1か月

材料（つくりやすい分量）

- 生鮭（刺身用さく） …………… 400g
- 酒 …………… 大さじ1
- 小ねぎ …………… 10本
- A
  - みそ …………… 大さじ2
  - 酒 …………… 大さじ2
  - しょうゆ …………… 少々

つくり方

1. 鮭は大きめのひと口大に切り、酒をまぶして30分おく。
2. 小ねぎは小口切りにしてボウルに入れ、Aを加えて混ぜる。
3. 魚焼きグリルで1の両面を焼いて火を通し、2をのせ、こんがりするまで焼く。

POINT

最初に酒をまぶしておくことで、生臭さが消えて香りよく焼けます。

カレー粉の風味とトマトの旨みが淡白なかじきとマッチ
めかじきのトマト炒め

冷蔵 4日 / 冷凍 1か月

材料（つくりやすい分量）
- めかじき（切り身）……… 5〜6切れ（400g）
- トマト…………… 2個
- 塩・こしょう……… 各少々
- カレー粉………… 小さじ1
- 白ワイン………… 大さじ2
- しょうゆ………… 大さじ1/2
- オリーブ油……… 大さじ1

つくり方
1. めかじきは角切りにし、塩、こしょう、カレー粉をまぶす。
2. トマトは角切りにする。
3. フライパンを熱してオリーブ油をひき、1を並べて全面をこんがり焼く。
4. 2、白ワイン、しょうゆを加えて強火で煮て火を通し、さっと煮詰めてからめる。

POINT
ゆでたパスタと炒め合わせたり、全粒粉パンに添えたりすれば、簡単にワンプレート料理が完成します。

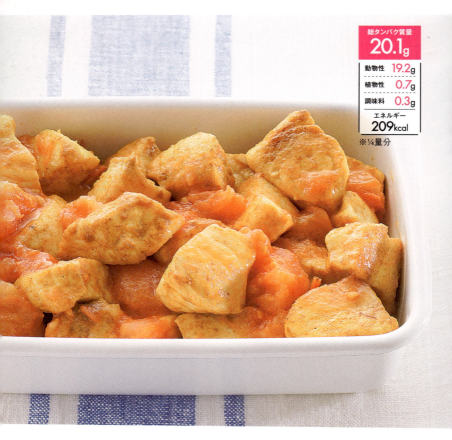

総タンパク質量 **20.1g**
動物性 19.2g
植物性 0.7g
調味料 0.3g
エネルギー **209kcal**
※1/4量分

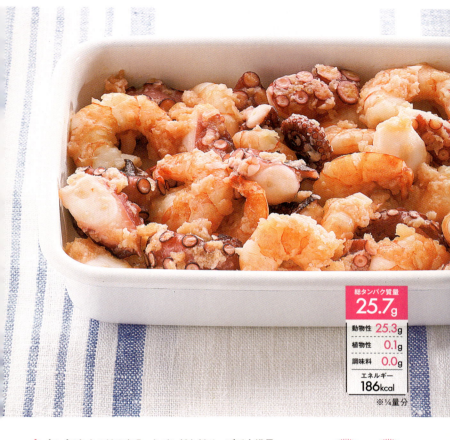

総タンパク質量
25.7g
動物性 25.3g
植物性 0.1g
調味料 0.0g
エネルギー 186kcal

※1/4量分

プリプリ魚介の旨みを吸ったパン粉と粉チーズで大満足
えびとたこのパン粉炒め

冷蔵 4日 / 冷凍 1か月

材料（つくりやすい分量）

バナメイえび……… 20尾
ゆでだこ…………… 200g
にんにく（みじん切り）
　……………………1片分
塩・こしょう………各少々
パン粉（細びき）
　………………… 大さじ3
粉チーズ………… 大さじ1
オリーブ油……… 大さじ2

つくり方

1. えびは殻をむいて尾と背わたを取り、たこはひと口大に切る。
2. フライパンににんにく、オリーブ油を入れて弱火にかけ、じっくり炒めて香りを出し、1を加えて中火で炒め合わせる。
3. えびに火が通ったら、塩、こしょうをふり、パン粉、粉チーズを加えてさっと炒め合わせる。

POINT

晩酌のおともにもぴったり。余ったパン粉を有効活用できる点でも便利な一品です。

＊パン粉は動物・植物性に分けられないため、総タンパク質量のみを表示。

卵と乳製品 | おやつとして食べてもOK つくりおきRECIPE

鶏卵とうずらの卵のダブル使いで栄養価がぐっとアップ
韓国風味玉

冷蔵 3日 / 冷凍 NG

材料（つくりやすい分量）
- 卵……………………4個
- うずらの卵…………10個
- A
  - しょうゆ………200ml
  - 水………………200ml
  - はちみつ…………15g
  - にんにく…………1片
  - 長ねぎ（青い部分）
    ……………1本分
  - 赤唐辛子……1～2本

つくり方
1. 鍋にAを入れて煮立て、冷ます。
2. 卵、うずらの卵は好みの加減にゆで、殻をむく。
3. 保存袋に1、2を入れ、空気を抜いて密閉し、ひと晩漬ける。

POINT
味つけ卵といえば、ラーメンのトッピング。ダイエット中は、中華麺ではなくこんにゃく麺を食べましょう。

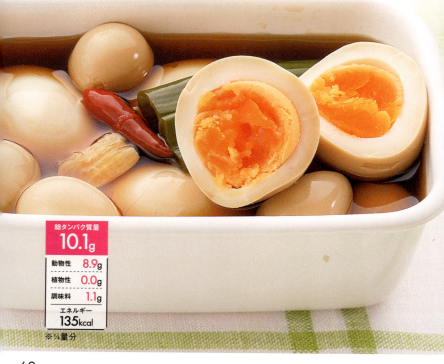

総タンパク質量 10.1g
動物性 8.9g
植物性 0.0g
調味料 1.1g
エネルギー 135kcal
※¼量分

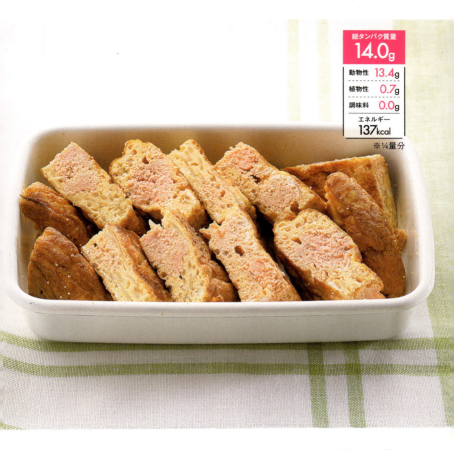

総タンパク質量
14.0g

動物性	13.4g
植物性	0.7g
調味料	0.0g
エネルギー	137kcal

※¼量分

ほぐさず加えたたらことシャキシャキもやしで食べ応え◎
たらこ卵焼き

冷蔵 3日 / 冷凍 1か月

材料
（直径20cmのフライパン1個分）

卵	4個
たらこ	大2本（120g）
もやし	150g
ごま油	適量

つくり方
1 たらこはキッチンばさみで1cm幅くらいに切る。
2 ボウルに卵を割り入れて溶きほぐし、1を加えて混ぜる。
3 フライパンを熱してごま油をひき、もやしを入れて強火でさっと炒める。
4 2を流し入れ、大きくかき混ぜて半熟状にし、スパニッシュオムレツの要領で両面を焼いて中まで火を通す。
5 冷ましてから食べやすく切り分ける。

POINT
食べやすい大きさに切り分けて保存しておけば、朝食、お弁当、おやつなどに大活躍します。

みそヨーグルトにチーズを漬けるだけのお手軽レシピ
チーズのみそ漬け2種
〈モッツァレラチーズ、プロセスチーズ〉

冷蔵 4日 / 冷凍 NG

材料（つくりやすい分量）

〈モッツァレラチーズ〉
モッツァレラチーズ
（チェリータイプ）
　……………36個（270g）
みそ………………………50g
プレーンヨーグルト
　………………………1カップ

〈プロセスチーズ〉
プロセスチーズ
（ブロック／食べやすい大きさに切る）
　……………………200g
みそ………………………50g
プレーンヨーグルト
　………………………1カップ

つくり方（モッツァレラチーズ、プロセスチーズ共通）

1. ボウルにみそ、ヨーグルトを入れてよく混ぜ、チーズを加える。
2. 保存容器に入れ、ひと晩漬ける。

POINT
3つの材料から乳酸菌をたっぷり補給。チーズを食べ終わったら、みそヨーグルトを肉にもみ込んで焼いても◎。

〈プロセスチーズ〉	〈モッツァレラチーズ〉
総タンパク質量 **14.8g**	総タンパク質量 **15.9g**
動物性 13.3g	動物性 14.3g
植物性 0.0g	植物性 0.0g
調味料 1.6g	調味料 1.6g
エネルギー 226kcal	エネルギー 243kcal
※¼量分	※¼量分

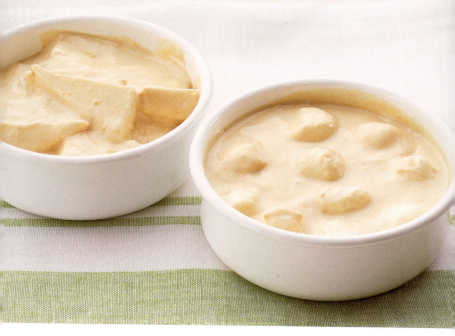

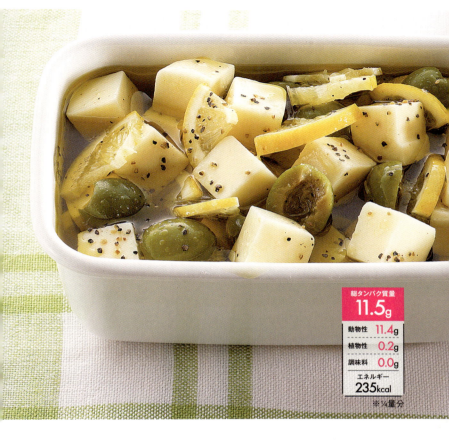

総タンパク質量
11.5g

動物性	11.4g
植物性	0.2g
調味料	0.0g
エネルギー	235kcal

※¼量分

レモンと黒こしょうが香るマリネをおつまみやサラダに
プロセスチーズのオイルマリネ

冷蔵 4日 / 冷凍 NG

材料（つくりやすい分量）

プロセスチーズ（ブロック） …… 200g
オリーブ（種なし） … 40g
レモン（国産） ……… ¼個
A｜オリーブ油
　　……200ml〜適量
　塩………… 小さじ½
　砂糖……… 小さじ1
　粗びき黒こしょう
　　………………少々

つくり方

1 チーズはさいのめ切りにし、オリーブは半分に切る。レモンはいちょう切りにする。
2 ボウルにAを入れて混ぜ、1を加える。
3 保存容器に入れ、ひと晩漬ける。オリーブ油の量は容器の容量に合わせて加減する。

POINT

サーモンやえびなど、動物性タンパク質と一緒に食べるのがおすすめ。マリネ液はサラダに活用してもよいでしょう。

\ やせる！ /

植物性タンパク質の とり入れ方

植物性タンパク質も、筋肉を増やすうえでの強い味方になります。
その特徴や、上手なとり入れ方を紹介します。

豆、大豆製品、穀類から
植物性タンパク質をとり入れる

　植物性タンパク質を含む食材の代表格である豆や大豆製品は、必須アミノ酸のバランスがよい良質なタンパク質源です。含有率が肉より低いとはいえ、ロイシンも含まれているので筋肉合成に役立ちます。食材を選ぶ際は、豆腐なら絹ごしよりもタンパク質量の多い木綿にすること。また、ピーナッツはタンパク質が豊富なもののカロリーも高いので、ダイエットの際には避ける、といったことに注意しましょう。

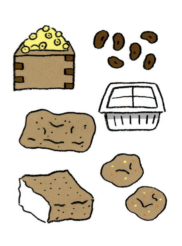

低脂肪・低カロリーだから
体重が落ちやすい

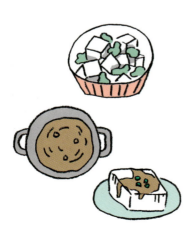

　豆や大豆製品には脂肪がほとんど含まれておらず、低カロリーでもあるため、たくさん食べても脂肪がつく心配はありません。筋肉を速く合成するという点では、動物性タンパク質に軍配が上がりますが、大豆のタンパク質には、脂肪の分解に関連するホルモンの分泌を高める働きがあるとされています。ダイエットをしながら筋肉をつけたいのなら、豆や大豆製品で植物性タンパク質も積極的にとるとよいでしょう。

筋肉をつける&やせるための調理ポイント

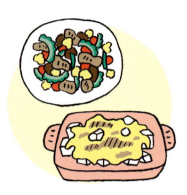

1.
植物性のみでは不足するので動物性タンパク質と組み合わせる

1食分の重量で比べると、植物性の食材に含まれるタンパク質は動物性よりも低めです。例えば、1食で20gのタンパク質をとるには、豆腐なら1丁、納豆なら2パック以上が必要。また食材の種類もそれほど豊富ではなく、毎日毎食となると飽きてしまうデメリットがあることからも、動物性タンパク質と組み合わせてとるのがおすすめです。

2.
穀類は糖質も多めなので食べすぎに注意する

植物性の食材を比べてみると、あわ、玄米などにも多くのタンパク質が含まれています。ビタミンやミネラルも補給できるので、主食としてとり入れたい穀類なのですが、一方で糖質も多く、高カロリー。そのため、タンパク質をとるためのメイン食材として位置づけてはいけません。ダイエット中は、1食分の量に気をつけましょう。

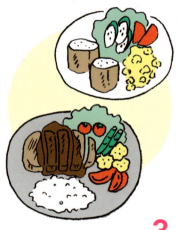

3.
豆・大豆製品のおかずもつくりおきがおすすめ！早めに食べきって

肉や魚介と同じく、豆や大豆製品などもまとめて調理・保存しておき、毎日の食事で植物性タンパク質を上手にとり入れて。豆の煮物は、常備菜の定番です。水分が多い豆腐のつくりおきおかずは、傷みやすいので早めに食べきる必要があります。ものによっては冷凍できる場合もあるので、保存方法もうまく使い分けるとよいでしょう。

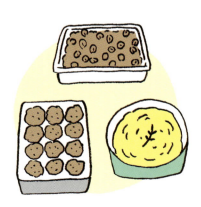

植物性タンパク質の多い食材 Best 30!

豆や大豆製品、穀類などのタンパク質量をチェック。豆腐のように、食材の種類による含有量の違いなども知っておくと便利です。

1位 高野豆腐（乾燥）

豆腐の栄養が凝縮され、保存にも便利な食材

凍らせて乾燥させた豆腐のことで、凍り豆腐とも呼ばれます。豆腐の栄養が詰まっていて、脂肪燃焼の効果があるアミノ酸も豊富。粉末状にすりおろせば、ヘルシーな揚げ衣などとしても活用できます。

- 植物性タンパク質 20.2g
- エネルギー 214kcal
- ※1食分（40g）
- ロイシン 1800mg

2位 大豆（炒り・乾燥）

アミノ酸スコアが満点という植物性食材の優等生

豆類のなかではダントツのタンパク質量で、植物性で数少ない、アミノ酸スコアが100の食材。女性ホルモンのバランスを整える効果のある、イソフラボンを含んでいることでもおなじみ。また、カリウムも豊富です。

- 植物性タンパク質 18.8g
- エネルギー 220kcal
- ※1食分（50g）
- ロイシン 1600mg

＊大豆は、炒り・乾燥ともにタンパク質量16.9〜18.9gのため、ひとつにまとめました。数値は、黄大豆を炒ったものです。

3位 がんもどき

ロイシン 1400mg

植物性タンパク質 15.3g

エネルギー 228kcal

※1食分（100g）

大豆のほか野菜や海藻の栄養もとれるお手軽食材

水きりした木綿豆腐に、にんじん、山いも、昆布などの具材を混ぜて丸め、油で揚げたものです。肉の代用品として、精進料理に利用されてきました。鉄分は、牛赤身肉よりも多く含まれています。

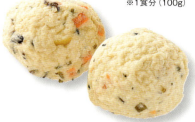

植物性タンパク質 12.6g

エネルギー 310kcal

※1食分（90g）

4位 そば（乾燥）

筋トレ中の食事で主食に迷ったらこれ！

主食類のなかで、もっとも多くのタンパク質を含んでいます。アミノ酸スコアは90以上。また、ポリフェノールの一種であるルチンが豊富なのも特徴のひとつで、血管の健康維持をサポートするのに役立ちます。

ロイシン 820mg

5位 スパゲッティ（乾燥）

GI値は低いものの食べすぎには注意

原料の小麦粉にデュラムセモリナが使われており、良質なタンパク質が含まれています。食べた後に血糖値が上がりにくいのもうれしいところ。噛み応えのあるショートパスタが特におすすめです。

ロイシン 940mg

植物性タンパク質 12.2g

エネルギー 379kcal

※1食分（100g）

67

6位 ささげ（乾燥）

小豆の代わりとして使うのにぴったり

一般的に出回っているものは小豆に似ていますが、小豆よりもタンパク質を多く含んでいます。ほかの豆に比べると、亜鉛が多め。亜鉛は、細胞をつくり体の成長を助けます。

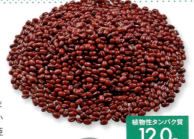

ロイシン **900** mg

植物性タンパク質 **12.0** g

エネルギー **168** kcal

※1食分（50g）

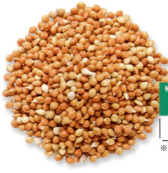

ロイシン **1500** mg

植物性タンパク質 **11.2** g

エネルギー **367** kcal

※1食分（100g）

7位 あわ（精白種）

貧しい食事というイメージのままではもったいない

甘みがあり、もっちりとした食感で食べやすい穀物。ご飯のように炊くほか、団子や飴の原料にも使われます。鉄分も多く含んでいるのが特徴で、ミネラルの補給源としてもぴったりです。

8位 青えんどう（乾燥）

完全に熟した豆には栄養がぎっしり

うぐいすあん、甘納豆でおなじみ。豆類のなかではビタミンB_1が多く含まれています。完熟する前の状態に、さやえんどう、グリーンピースなどがあります。

ロイシン **750** mg

植物性タンパク質 **10.9** g

エネルギー **176** kcal

※1食分（50g）

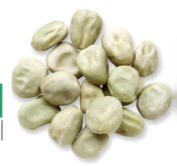

ロイシン **910** mg

植物性タンパク質 **10.7** g

エネルギー **150** kcal

※1食分（100g）

9位 厚揚げ

食べ応えがあるからダイエット中にぴったり

厚切りにした木綿豆腐を、水きりして揚げたもの。生揚げともいいます。タンパク質のほか、レシチンやサポニンといった大豆由来の栄養が含まれているうえ、食べ応え満点。

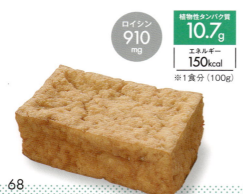

10位 いんげん豆（乾燥）

種類によって白や赤など色が異なり形もさまざま

世界中に多くの種類が存在。総じてカルシウムが比較的多く、食物繊維も含みます。日本では金時豆が主流で、煮豆や甘納豆に使われます。白色系のものは、白あんなどに。

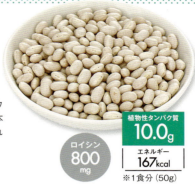

植物性タンパク質 **10.0g**
エネルギー **167kcal**
ロイシン **800mg**
※1食分（50g）

植物性タンパク質 **10.0g**
エネルギー **187kcal**
ロイシン **700mg** ※推定
※1食分（50g）

10位 ひよこ豆（乾燥）

大豆に並び女性にとってうれしい成分がたっぷり

ガルバンゾとも呼ばれます。大豆と並んで、イソフラボンも多く含んでいるのが特徴。豆類のなかでは、美肌や血行促進に効果的なビタミンEの含有量がトップクラスです。

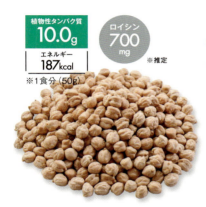

12位 そうめん・ひやむぎ（乾燥）

動物性タンパク質と一緒に食べるのがポイント

小麦粉が原料の麺。ゆで時間が短いので、思い立ったらすぐに食べられます。タンパク質を含んではいるものの、これだけでは足りないので、肉や魚介と組み合わせて食べること。

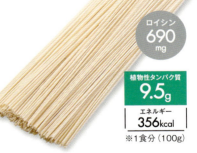

ロイシン **690mg**
植物性タンパク質 **9.5g**
エネルギー **356kcal**
※1食分（100g）

植物性タンパク質 **9.5g**
エネルギー **121kcal**
ロイシン **720mg** ※推定
※1食分（60g）

12位 テンペ

発酵食品に特有なクセがなく食べやすい味

インドネシアに伝わる発酵食品で、大豆をテンペ菌で発酵させたもの。納豆を固めたような見た目ですが、粘りやにおいはありません。おかずにもお菓子にも使えます。

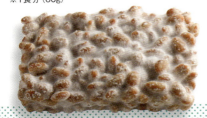

14位 沖縄豆腐

タンパク質がたっぷりな沖縄の木綿豆腐

沖縄独特の木綿豆腐。一般的な木綿豆腐よりも濃い豆乳を使っており、でき上がりの水分量が少ないことからも、タンパク質が多めです。1丁が約500gという大きさも特徴。

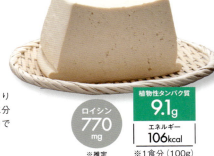

ロイシン **770** mg ※推定

植物性タンパク質 **9.1g**
エネルギー **106kcal**
※1食分（100g）

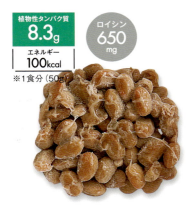

植物性タンパク質 **8.3g**
エネルギー **100kcal**
ロイシン **650** mg
※1食分（50g）

15位 糸引き納豆

納豆菌のパワーで大豆の栄養がアップ

一般的に納豆といえば、糸引き納豆のこと。大豆が発酵する過程で、納豆菌の働きによってさまざまな栄養素が増えます。脂質をエネルギーに変えるビタミンB_2は、2倍近くに！

15位 ひきわり納豆

豊富なビタミンKで骨の健康もサポート

原料の大豆をあらかじめ粗くひいているところが、糸引き納豆との違い。そのため消化がよいといわれます。ビタミンKの含有量がダントツで、骨の健康に役立ちます。

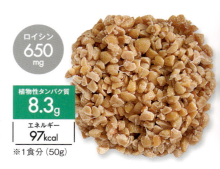

ロイシン **650** mg

植物性タンパク質 **8.3g**
エネルギー **97kcal**
※1食分（50g）

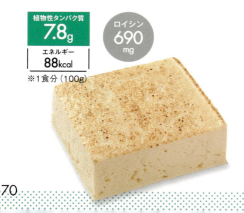

植物性タンパク質 **7.8g**
エネルギー **88kcal**
ロイシン **690** mg
※1食分（100g）

17位 焼き豆腐

その食べ応えと栄養がダイエット中にはうれしい

かための木綿豆腐を厚く切って水きりした後、表面を焼いたもの。ぎゅっとしまっていて食べ応えがあります。カルシウムも多く含まれていることから、ダイエットに有効です。

18位 きな粉（全粒大豆）

大豆の栄養を丸ごと手軽に摂取できる

大豆を炒り、粉末にしたもの。その消化のよさは離乳食にも使えるほどです。タンパク質やイソフラボンなど、大豆の栄養を効率よく摂取できます。牛乳などに溶かして飲むと◎。

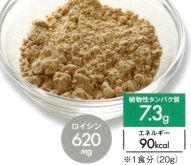

ロイシン **620**mg
植物性タンパク質 **7.3g**
エネルギー **90kcal**
※1食分（20g）

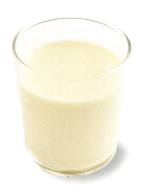

ロイシン **580**mg
植物性タンパク質 **7.2g**
エネルギー **92kcal**
※1食分（200g）

19位 豆乳（成分無調整）

成分無調整のタイプを選ぶのがポイント

ゆでてすりつぶした大豆を絞った液体。タンパク質をしっかりとり入れるなら、成分無調整のものを選んで。そのまま飲んだり、スープやお菓子の材料にしたりと、使い方いろいろ。

20位 油揚げ

カロリーオフのために油抜きするのがおすすめ

薄切りの豆腐を水きりして揚げたもの。厚揚げ同様、大豆の栄養がたっぷり含まれています。熱湯をかける油抜きをしてから調理することで、カロリーオフできます。

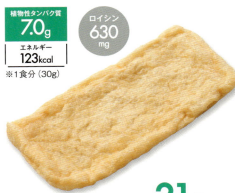

植物性タンパク質 **7.0g**
エネルギー **123kcal**
ロイシン **630**mg
※1食分（30g）

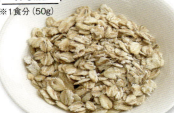

植物性タンパク質 **6.9g**
エネルギー **190kcal**
ロイシン **550**mg
※1食分（50g）

21位 オートミール

ダイエットにぴったりでぜひとり入れたい穀類

燕麦（えんばく）などを炒ってひきわりにしたもの。高栄養で、特にタンパク質が多くアミノ酸スコアが100。食物繊維も豊富で、食後の血糖値を上げにくいことからもダイエットに最適な穀類です。

22位 玄米

**白米ではとれない
さまざまな栄養がぎっしり**

稲の粒を「もみ」といい、そのもみ殻を取り除いたものが玄米。ぬかと胚芽が残された状態で、精白米に比べて低カロリーで、タンパク質やビタミン、ミネラルが多く含まれます。

植物性タンパク質 **6.8g**
ロイシン **560mg**
エネルギー **353kcal**
※1食分（100g）

植物性タンパク質 **6.6g**
ロイシン **560mg**
エネルギー **72kcal**
※1食分（100g）

23位 木綿豆腐

**筋肉や骨のために必要な
マグネシウムがたっぷり**

凝固剤を加えた豆乳を型箱に入れて、水けをきりながら固めたもの。豆腐類のなかでも、大豆の風味がよく出ています。マグネシウムの含有量がトップクラスで、カルシウムも豊富。

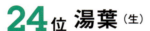

ロイシン **570mg**
植物性タンパク質 **6.5g**
エネルギー **69kcal**
※1食分（30g）

24位 湯葉（生）

**おひたしや汁物にして
日常の食事にとり入れたい**

豆乳を加熱して、表面にできた膜をすくい上げたもの。精進料理では、タンパク質の補給源として欠かせません。消化吸収がよいのもポイント。京都や日光のものが有名です。

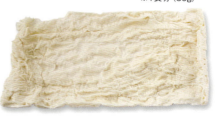

植物性タンパク質 **6.4g**
ロイシン **420mg**
エネルギー **85kcal**
※1食分（20g）

25位 小麦胚芽

**小麦1粒から約2％しか
とれない貴重な栄養源**

外皮、胚乳、胚芽から構成される小麦の粒のうち、全体の約2％を占める部分が胚芽です。必須脂肪酸、ビタミン、ミネラルが豊富。ちなみに小麦粉の原料になるのは胚乳です。

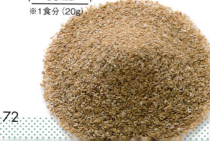

26位 精白米（うるち米）

食べすぎは厳禁なので1食あたりの量を調節して

玄米のぬかと胚芽を取り除いた状態。タンパク質が含まれるものの、食べすぎは糖質の過剰摂取になるので、1食100gほどを。

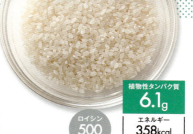

ロイシン 500mg
植物性タンパク質 6.1g
エネルギー 358kcal
※1食分（100g）

27位 絹ごし豆腐

なめらかでつるんと食べやすい食感

木綿豆腐とは違い、水けをきらずそのまま固めたもので、食感がなめらか。サラダチキンなどと組み合わせてタンパク質を補うと◎。

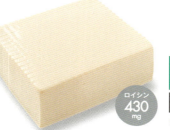

ロイシン 430mg
植物性タンパク質 4.9g
エネルギー 56kcal
※1食分（100g）

27位 小豆（こしあん）

おやつとしてとり入れて筋トレの効果アップ

小豆のように色の濃い豆には強い抗酸化作用があり、これはポリフェノール由来の力であることがわかっています。筋トレ時にも効果的な栄養素です。

ロイシン 420mg
植物性タンパク質 4.9g
エネルギー 78kcal
※1食分（50g）

29位 スイートコーン

粒の付け根の白い部分に重要な栄養素がぎっしり

糖質が主成分ですが、ビタミンやミネラル、タンパク質も豊富で、筋トレ後に◎。特に胚芽に栄養があるので、白い部分まで食べて。

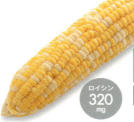

ロイシン 320mg
植物性タンパク質 3.6g
エネルギー 92kcal
※1食分（100g）

30位 くるみ（炒り）

筋肉にも効果的な必須脂肪酸の補給源

「植物性の卵」とも呼ばれるほどタンパク質が豊富。α-リノレン酸など必須脂肪酸も多く、血流を促してアミノ酸を筋肉へ運びます。

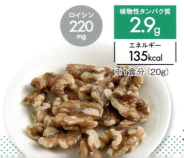

ロイシン 220mg
植物性タンパク質 2.9g
エネルギー 135kcal
※1食分（20g）

豆 | つくりおきRECIPE
イソフラボンで美容にも有効

大豆は戻してから炒ることでもっちり食感に
炒り大豆

冷蔵 5日 / 冷凍 1か月

材料（つくりやすい分量）
大豆（乾燥）……………1袋（200g）
塩……………小さじ½

つくり方
1. 大豆はたっぷりの水にひと晩つけて戻す。
2. 1の水けを拭き、フライパンに入れて弱めの中火にかけ、20分ほどじっくりから炒りする。
3. 食べてみて、好みのかたさになったら塩をまぶす。

POINT
最後に塩をまぶすだけのシンプルな味わい。サラダのトッピングのほか、好みに応じて幅広く使い回せます。

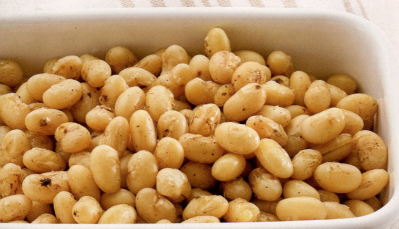

総タンパク質量 16.9g
動物性 0.0g
植物性 16.9g
調味料 0.0g
エネルギー 211kcal
※¼量分

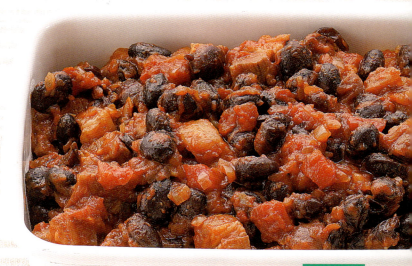

総タンパク質量 **27.2g**
動物性 12.8g
植物性 14.1g
調味料 0.3g
エネルギー 432kcal
※¼量分

香ばしい黒豆に豚肉とトマトの旨みをプラスして
黒豆のトマト煮込み

冷蔵 4日 / 冷凍 1か月

材料（つくりやすい分量）

蒸し黒大豆………… 300g
豚肩ロース肉（ブロック）
　…………………… 300g
玉ねぎ……………… 1個
にんにく…………… 1片
A｜カットトマト缶
　　……… 1缶（400g）
　　赤ワイン………100ml
　　チリビーンズ用
　　ミックススパイス
　　………… 大さじ1
塩…………………小さじ½
こしょう……………少々
オリーブ油…… 大さじ1強

つくり方

1 豚肉は2cm角に切る。玉ねぎ、にんにくは粗みじん切りにする。
2 オリーブ油、1を鍋に入れ、中火で炒める。
3 肉に火が通ったら黒大豆を加えて炒め合わせ、塩、こしょうを加え、さらに5分ほど炒める。
4 Aを加えて煮立て、弱火で10分ほど煮込む。

POINT

植物性と動物性、両方のタンパク質がとれる便利な一品。コンソメスープに加えれば、手軽に汁物が完成します。

> 大豆の栄養がたっぷりとれるうえに消化もいい

蒸し大豆のフムス

冷蔵 3日 / 冷凍 1か月

材料（つくりやすい分量）

- 蒸し大豆………… 300g
- A
  - オリーブ油… 大さじ2
  - 練りごま…… 大さじ1
  - にんにく………… ½片
- レモン汁………… 大さじ1
- 塩………………… 小さじ¼
- こしょう………… 少々
- オリーブ油……………適量

つくり方

1. 鍋に蒸し大豆を入れ、水をひたひたになるまで加えて煮立て、弱火にしてふたをし、10分煮る。煮汁を200mlとっておき、豆はザルに上げる。
2. 1の豆、A、1の煮汁大さじ2をフードプロセッサーにかける。かたければ残りの煮汁を少しずつ加え、なめらかなペースト状にする。
3. レモン汁、塩、こしょうを加えて混ぜ、味をととのえる。
4. 保存容器に入れ、オリーブ油をかける。

POINT

炒めたひき肉をトッピングすれば、タンパク質をたっぷりとれて食べ応えもアップします。

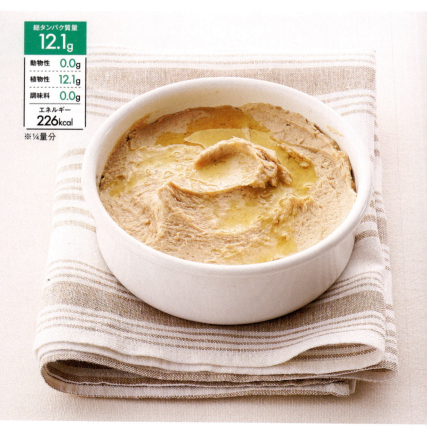

総タンパク質量 **12.1g**
動物性 0.0g
植物性 12.1g
調味料 0.0g
エネルギー **226kcal**
※¼量分

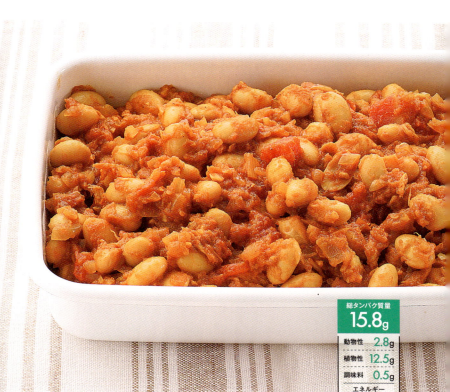

総タンパク質量 **15.8g**
動物性 2.8g
植物性 12.5g
調味料 0.5g
エネルギー 232kcal
※1/4量分

ツナも加えたタンパク質たっぷりのドライカレー
大豆とツナのカレー

冷蔵 4日　冷凍 1か月

材料（つくりやすい分量）

蒸し大豆‥‥‥‥‥ 300g
ツナ水煮缶‥‥‥ 1缶（70g）
カットトマト缶
　‥‥‥‥‥‥ 1缶（400g）
A｜玉ねぎ‥‥‥‥‥ 1個
　｜にんにく‥‥‥‥ 1片
　｜しょうが‥‥‥‥ 1片
クミンシード‥‥‥ 小さじ2
カレー粉‥‥‥‥ 大さじ2 ½
塩‥‥‥‥‥‥‥‥ 小さじ1
バター‥‥‥‥‥‥‥ 20g

つくり方

1. 鍋に蒸し大豆を入れて水をひたひたになるまで加えて煮立て、弱火にしてふたをし、5分煮る。煮汁を100mlとっておき、豆はザルに上げる。
2. Aはすべてみじん切りにする。
3. 別の鍋にバター、クミン、2を入れ、中火で炒める。香りが出たら、1の豆、ツナを加えて炒め合わせる。
4. トマト、1の煮汁、カレー粉を加えて煮立て、強火で5分ほど煮る。塩を加えて混ぜ、味をととのえる。

POINT

カレーには白いご飯を合わせたくなりますが、糖質やカロリーを考慮して玄米ご飯などにしましょう。

77

豆腐・厚揚げ・油揚げ

動物性の食材と食べると◎ つくりおきRECIPE

肉を使わないヘルシーなつくねはおやつにもぴったり
豆腐つくね

冷蔵 2日 / 冷凍 1か月

材料（つくりやすい分量）
- 木綿豆腐…… 3丁（900g）
- A
  - 卵……………… 1個
  - 片栗粉……… 大さじ3
  - 塩…………… 小さじ¼
- B
  - 酒…………… 大さじ3
  - しょうゆ… 大さじ1強
- ごま油………………… 適量

つくり方
1. 豆腐は1丁を4つに切り、それぞれペーパータオルで包んで軽く重しをし、半日ほどおいてしっかり水きりする。
2. ボウルに1、Aを入れてなめらかに練り混ぜる。14等分にし、手にごま油（分量外）少量を塗って円形にまとめる。
3. フライパンを熱してごま油をひき、2を並べて中火で両面をこんがり焼く。
4. Bを加えて強火にし、手早くからめる。

POINT
豆腐はしっかり水きりしておくことで、調理の際に成形しやすく、仕上がりが食べ応えのある食感になります。

総タンパク質量 **16.8g**
- 動物性 1.6g
- 植物性 14.9g
- 調味料 0.4g

エネルギー **246kcal**

※¼量分

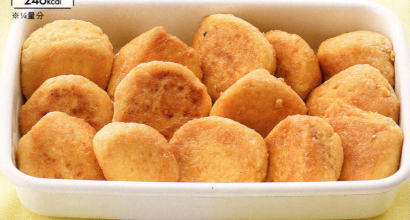

78

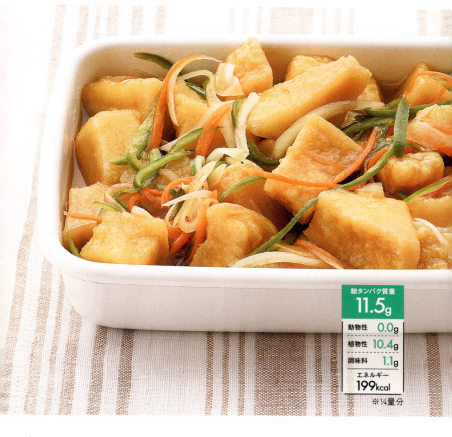

総タンパク質量	11.5g
動物性	0.0g
植物性	10.4g
調味料	1.1g
エネルギー	199kcal

※¼量分

あじなど魚介が定番の南蛮漬けは高野豆腐でもおいしく

高野豆腐の南蛮漬け

冷蔵 3日 / 冷凍 NG

材料（つくりやすい分量）

高野豆腐……… 4枚（80g）
玉ねぎ………………… ⅓個
ピーマン……………… 2個
にんじん……………… 40g
片栗粉………………… 適量
A 酢……………… 150ml
　水……………… 150ml
　はちみつ…… 大さじ3
　しょうゆ…… 大さじ3
揚げ油………………… 適量

つくり方

1. 耐熱容器にAを入れ、電子レンジ（600W）で2分加熱する。
2. 玉ねぎは薄切りに、ピーマンとにんじんはごく細いせん切りにする。
3. バットに1、2を入れる。
4. 高野豆腐はパッケージの表示通りに戻し、水けをしっかり絞ってひと口大にちぎる。
5. 4に片栗粉をまぶし、170℃の揚げ油でカラッと揚げ、熱々のうちに1に漬ける。全部入れたらざっと混ぜ、味がなじむまでおく。

POINT

片栗粉をしっかりまぶして揚げれば、それほど油はねしません。火の通り具合も心配不要で、簡単に揚げられます。

厚揚げなら水きりいらずでタンパク質をたっぷりとれる
厚揚げの炒り豆腐風

冷蔵 2日 / 冷凍 1か月

材料（つくりやすい分量）
- 厚揚げ……… 2枚（400g）
- 粉豆腐（もしくは高野豆腐〈すりおろし〉）
  ………… 大さじ4（13g）
- あさり水煮缶
  ………… 1缶（正味55g）
- 長ねぎ………………… ½本
- A
  - しょうゆ…大さじ1 ½
  - 酒……………… 大さじ3
  - 水……………… 大さじ3
- ごま油…………… 大さじ2

つくり方
1. 厚揚げは熱湯をかけ、フォークで細かく崩す。長ねぎは縦4等分に切り、端から1cm幅に切る。
2. フライパンを熱してごま油をひき、1の厚揚げを入れて強火で炒め、水分を飛ばす。
3. あさりを缶汁ごと加え、A、粉豆腐も加える。強火で混ぜながら煮て汁けを飛ばす。
4. 1の長ねぎを加え、なじませる。

POINT
あさりの水煮缶は、缶汁ごと加えて使いきります。こうすることで、栄養と旨みたっぷりに仕上がります。

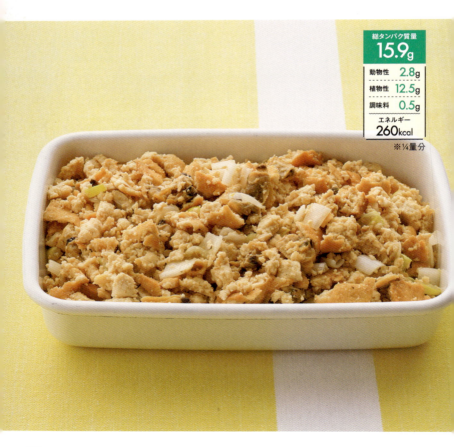

総タンパク質量 15.9g
動物性 2.8g
植物性 12.5g
調味料 0.5g
エネルギー 260kcal
※¼量分

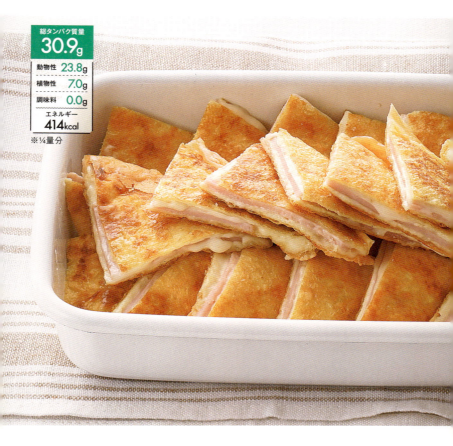

総タンパク質量 **30.9g**
動物性 23.8g
植物性 7.0g
調味料 0.0g
エネルギー **414kcal**
※¼量分

| ふっくら食感でおなじみの油揚げをカリカリに焼いて
ハムチーズ焼き

冷蔵 2日 / 冷凍 1か月

材料（つくりやすい分量）

油揚げ……………… 4枚
ボンレスハム
　………… 8枚（144g）
スライスチーズ…… 16枚

つくり方

1. 油揚げは長い辺を1辺残して3辺を切って開き、チーズ2枚、ハム2枚、チーズ2枚の順に重ねてはさむ。
2. フライパンに1を並べ、中火でカリカリになるまで両面を焼く。チーズが溶け出してくるので、ヘラで寄せながら焼くとよい。
3. 冷まして切り分ける。

POINT

焼くために油をひく必要はありません。油揚げの油分だけで、カリカリに焼きましょう。

＼ 過剰摂取はNO！ ／

タンパク質を とりすぎると 体はどうなる？

タンパク質が体にいいとはいえ、量を気に せずにどんどんとり入れてもよいので しょうか。厚生労働省が発表している『日本人 の食事摂取基準（2015年版）』に、タンパク質 の耐容上限量（継続摂取すると健康障害が発生 するリスクがある量）は示されていません。こ れは、上限量を明確に設定するための科学的根 拠がないからです。

だからといって、タンパク質を際限なくとって いいかといえば、答えはNOです。タンパク質 のとりすぎが、体に悪影響を与える可能性があ ることはわかっています。例えば、余ったアミ ノ酸が脂肪に変わる、骨のカルシウムが流れ出 て骨粗しょう症のリスクが高まるなどです。も ともと腎臓が悪い人は特に、タンパク質の過剰 摂取は控えましょう。

Part 3

キレイにやせる！

朝・昼・夕食の
タンパク質たっぷり
おすすめレシピ

筋肉をつけて代謝を上げ、やせるための食事を紹介。
朝は手軽な卵、豆腐、みそ汁のバリエーション、
昼はパスタやワンプレート、夜は肉や魚介料理と、
簡単なレシピがいっぱいです。

食事による効果を徹底検証！

筋肉がついてやせるのはどっち？

朝食 編

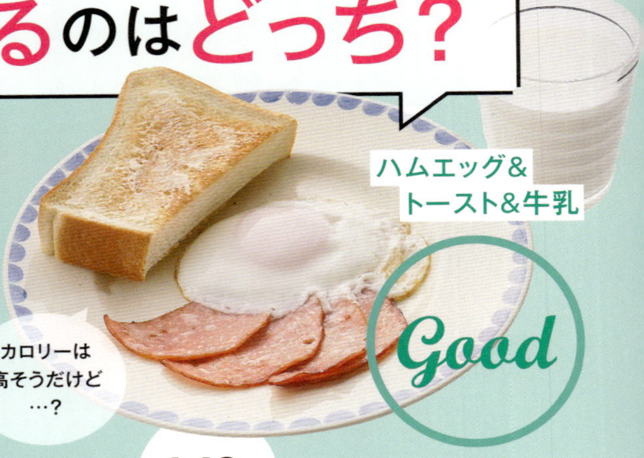

ハムエッグ＆トースト＆牛乳

総タンパク質量 **22.6g**
- 動物性 19.6g
- 植物性 0.0g
- 調味料 0.0g
- エネルギー 415kcal

カロリーは高そうだけど…？

Good

VS

Good

納豆＆ご飯＆豆腐のみそ汁

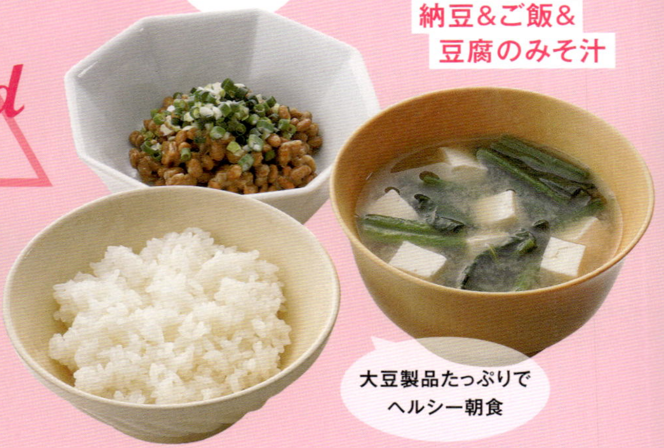

総タンパク質量 **15.7g**
- 動物性 0.0g
- 植物性 13.8g
- 調味料 1.9g
- エネルギー 323kcal

大豆製品たっぷりでヘルシー朝食

大豆製品が多い献立でも、タンパク質は少なめ…。卵＆ハム＆牛乳の朝食のほうが筋肉には◎

朝食には、筋肉がつきやすくて腹持ちのよい動物性タンパク質をしっかりとり入れるのがおすすめです。そこで、卵、ハム、牛乳を組み合わせた洋風のメニューを選びましょう。さまざまな大豆製品が入っている和風の朝食は脂質が低くてヘルシーな印象がありますが、ややタンパク質不足です。植物性タンパク質だけを組み合わせた食事から必要量をまかなうのは難しいので、朝食は和食派という人は、卵やチーズ、牛乳など、動物性タンパク質を組み合わせるのがよいでしょう。

＊パンは動物・植物性に分けられないため、総タンパク質量のみを表示。

効果的に筋肉をつけられる食事の選び方について、ポイントを確認していきましょう。

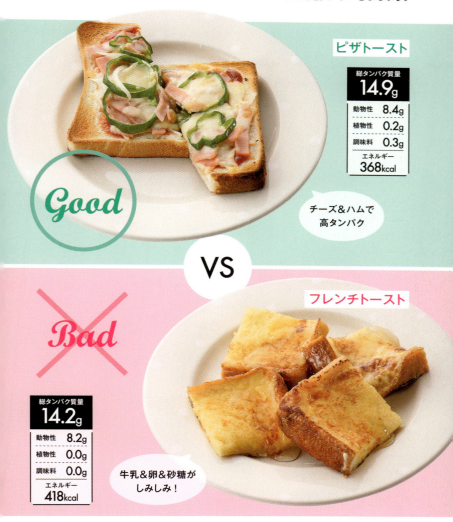

フレンチトーストは砂糖がたっぷり。
ピザトーストのほうが高タンパク

いずれもカロリーの高い朝食ですが、チーズやハムなどの良質なタンパク質がきちんととれる、ピザトーストをチョイスしましょう。フレンチトーストにもタンパク質の豊富な牛乳や卵が使われているものの、卵液としてパンにしみ込ませているだけでは、摂取できるタンパク質量は少なめになってしまいます。おまけに、糖質であるパンに砂糖を組み合わせていることから、糖質のとりすぎにつながります。そのため、栄養が低いわりには太りやすいメニューなのです。

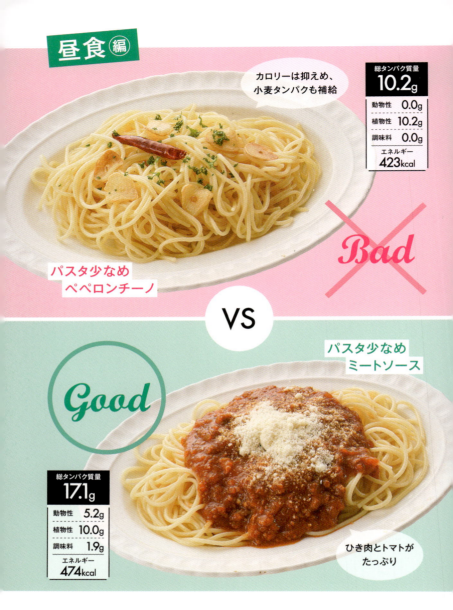

昼食編

パスタ少なめ ペペロンチーノ

カロリーは抑えめ、小麦タンパクも補給

総タンパク質量 **10.2g**
動物性 0.0g
植物性 10.2g
調味料 0.0g
エネルギー 423kcal

Bad

VS

Good

パスタ少なめ ミートソース

ひき肉とトマトがたっぷり

総タンパク質量 **17.1g**
動物性 5.2g
植物性 10.0g
調味料 1.9g
エネルギー 474kcal

小麦のタンパク質は少ないから具にたっぷりのタンパク質をON！

ランチについ食べたくなるパスタ料理。パスタの原料である小麦にもタンパク質は含まれていますが、その量は多いとはいえません。なのに、にんにく、唐辛子、オリーブ油でつくるシンプルなペペロンチーノを選んでしまっては、具からタンパク質をとることができないのでNGです。しかも、物足りなくて多めに食べてしまったり、後で間食したくなったりすることも。パスタを食べるなら、肉や魚介、チーズなどをたっぷり使った具だくさんなものにして、動物性タンパク質をしっかり補いましょう。

食事による効果を徹底検証！ **筋肉**がついて**やせる**のは**どっち**？

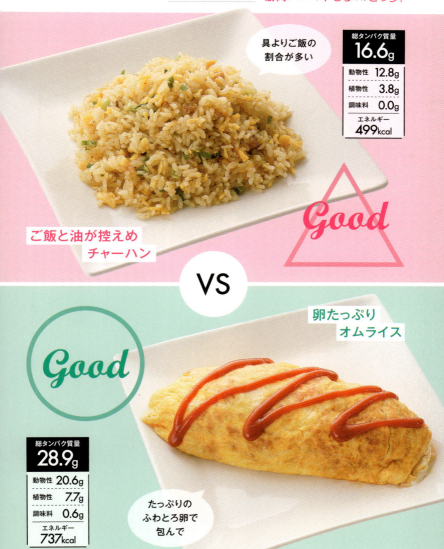

具よりご飯の割合が多い

総タンパク質量
16.6g
動物性 12.8g
植物性 3.8g
調味料 0.0g
エネルギー
499kcal

ご飯と油が控えめ
チャーハン

Good

VS

卵たっぷり
オムライス

Good

総タンパク質量
28.9g
動物性 20.6g
植物性 7.7g
調味料 0.6g
エネルギー
737kcal

たっぷりの
ふわとろ卵で
包んで

卵がたっぷりなオムライスのほうが筋肉には◎。
チャーハンにはもう一品プラスしてタンパク質を補給

カロリーや糖質が気になるからと油やご飯を少なめにしても、やせやすくはなりません。筋肉が減り、代謝が落ちてしまうからです。タンパク質がきちんととれるオムライスのほうが、筋肉をつけてやせるには近道。高カロリーでも、タンパク質を消化することによりエネルギーをたくさん使うので大丈夫です。とはいえカロリーが気になるなら、1/3量くらいは残すとよいでしょう。チャーハンは、動物性タンパク質がとれるバンバンジーやしゅうまいなどを組み合わせれば、高タンパクの優秀ランチに！

87

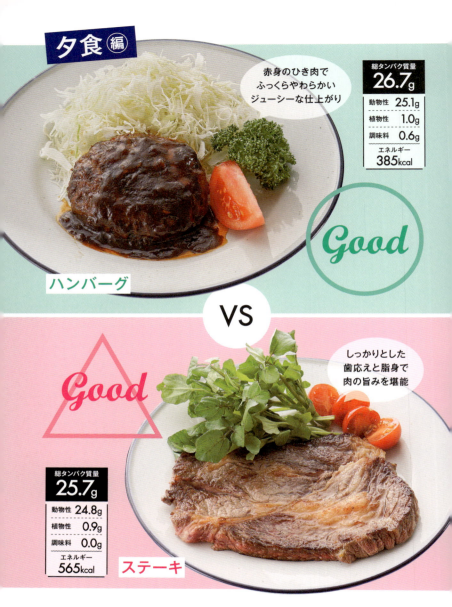

糖質オフなら肉料理も◎。
ステーキより、赤身肉のハンバーグのほうが筋肉がつく

夜に運動しないのであれば、夕食はカロリーを抑えたいところ。ボリューミーな肉料理はタンパク質をしっかりとれますが、カロリーの高さが心配なので、ご飯などの糖質は控えめにしておきましょう。ステーキかハンバーグを選ぶのなら、筋肉のつきやすさの点で、ひき肉を使ったハンバーグがベター。食材が細かくなっている分、食べたときに消化液がまんべんなく行き渡り、消化吸収が速いのです。ただし、ひき肉は脂質も多くなりがちなので、赤身の肉を選びましょう。

食事による効果を徹底検証！ **筋肉**がついて**やせる**のは**どっち？**

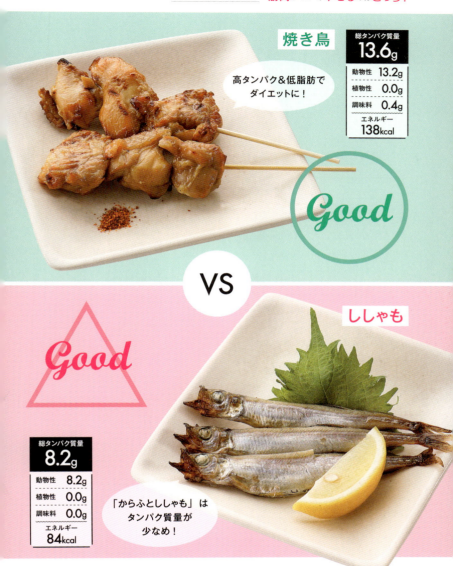

居酒屋で頼むなら、焼き鳥がベスト！
焼き魚もいいが、ししゃもは種類に注意して

居酒屋のメニューで定番の焼き鳥は、もも肉ならだいたい3本食べれば1食分のタンパク質がとれる、おすすめのメニューです。一方、魚介おつまみとして代表的なししゃももタンパク質は豊富なのですが、それだけを食べて20gのタンパク質をとるには、少なくとも3尾必要です。そのうえ、一般的に出回っているししゃものほとんどは「からふとししゃも」で、本来のししゃもよりもタンパク質は少なめ。ししゃもだけに頼らず、ほかの食材も一緒に食べてタンパク質を補うのがよいでしょう。

＼ どう組み合わせる？ ／
キレイにやせる！
1日の献立例

筋肉をつけてやせるためには、1日の食事でタンパク質を
どのようにとっていけばよいのか、3食の献立例を見てみましょう。

朝・昼・夜で1食あたり20gの
タンパク質をとり入れる献立に

　これから筋肉をつけたいという場合、タンパク質の摂取量は1日で60g程度を目指すのがよいでしょう。つまり、1食あたり20gほどのタンパク質をとればよいということになります。例えば、豚ヒレ肉なら100g、さばなら1切れ程度を食べればOKです。ただ、いろいろな食材をバランスよく食べることも大切なので、動物性と植物性それぞれのタンパク質がとれるような組み合わせも考えてみましょう。

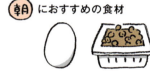

朝におすすめの食材

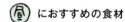

昼におすすめの食材

夜におすすめの食材

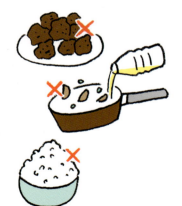

タンパク質をしっかりとる分、
カロリーを控える工夫を

　タンパク質をしっかりとろうとすると、油の摂取量も増え、摂取カロリーも高くなりがちです。いくらタンパク質をとって筋肉を増やそうとしても、高カロリーな食事を続けていては、なかなか脂肪が落ちません。なるべくカロリーを抑えるように心がけましょう。揚げ物は避けるほか、炒め物などで使う油も少なめにすること。また、ご飯などの炭水化物（糖質）もカロリーが高いので、要注意です。

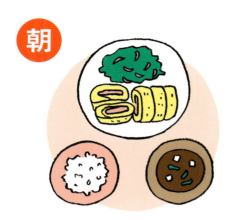

卵、大豆製品が中心の簡単献立に

エネルギーが補給されない睡眠中は、筋肉の分解も進んでいます。失われたアミノ酸を取り戻すためにも、朝食でしっかりとタンパク質を補給して。忙しい朝には、手軽に食べられる卵と大豆製品の組み合わせがおすすめです。ヨーグルトやチーズなどの乳製品もタンパク質が豊富なので、それらをプラスしてもよいでしょう。

パスタやワンプレートでも糖質＋タンパク質をバランスよく

パスタや丼物など、一皿にまとまった料理は手軽に食べられて便利ですが、栄養が糖質に偏りがちなので要注意。エネルギーとなる糖質も重要ではありますが、糖質をとりすぎるとカロリーも過剰に摂取してしまいます。肉や魚介のタンパク質を中心に、野菜の栄養もとり入れられるよう、メニューを工夫しましょう。

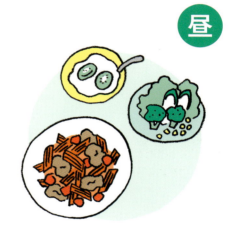

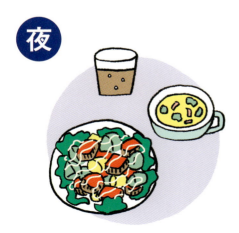

肉や魚介を中心にしたヘルシーメニューでゆる糖質オフ

夕方にハードな筋トレやランニングといった運動をしないのなら、夜の食事では主食を抜くなど糖質を控えめにしたほうが、ダイエットには効果的。その代わり、タンパク質はしっかりとりましょう。肉や魚介をメインに、野菜なども組み合わせたバランスのよい献立を考えて。糖質ゼロのハイボールなどであれば、晩酌もOKです。

"筋肉がついてやせる!" 朝食の 理想の献立例

睡眠中に分解された筋肉をとり戻すために、タンパク源となるおかずを2つ以上組み合わせるのがポイントです。

和

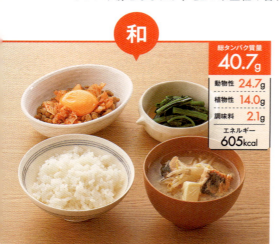

総タンパク質量 **40.7g**
- 動物性 24.7g
- 植物性 14.0g
- 調味料 2.1g
- エネルギー 605kcal

- 白米ご飯100g
- 鮭缶のバターみそ汁 (P99)
- 月見キムチ納豆 (P97)
- ほうれん草のおひたし

POINT

月見キムチ納豆だけではタンパク質が足りないので、鮭缶のバターみそ汁を追加しましょう。白飯はやや少なめにして、カロリーをとりすぎないように。

洋

- トースト
- とろとろチーズ目玉焼き (P96) ハム添え
- グリーンサラダ
- ヨーグルト

POINT

とろとろチーズ目玉焼きには、ハムを添えて動物性タンパク質をプラスしましょう。ヨーグルトは、上澄みのホエイを一緒に食べることでロイシンも摂取できます。

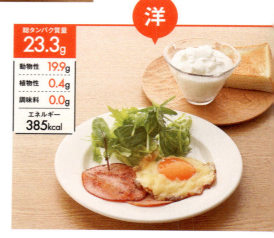

総タンパク質量 **23.3g**
- 動物性 19.9g
- 植物性 0.4g
- 調味料 0.0g
- エネルギー 385kcal

＊パンは動物・植物性に分けられないため、総タンパク質量のみを表示。

手軽な具材を加えてボリュームアップ！
卵かけご飯
バリエ

➕ たらこのり

材料（1人分）　卵…1個／たらこ…1本（30g）／刻みのり…適量／白米ご飯…100g
つくり方　たらこはフォークで粗くほぐす。器にご飯を盛り、たらこ、卵、のりをのせる。

さらにタンパク質をプラス！
豚肉や木綿豆腐、根菜などの具材がたっぷり入った豚汁を添えて。

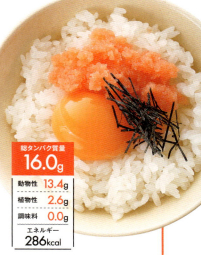

総タンパク質量 **16.0g**
動物性 13.4g
植物性 2.6g
調味料 0.0g
エネルギー 286kcal

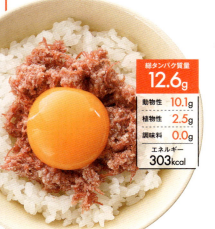

総タンパク質量 **12.6g**
動物性 10.1g
植物性 2.5g
調味料 0.0g
エネルギー 303kcal

➕ コンビーフ

材料（1人分）　卵…1個／コンビーフ…20g／オリーブ油…適量／白米ご飯…100g
つくり方　コンビーフは粗くほぐす。器にご飯を盛り、コンビーフ、卵をのせ、オリーブ油をかける。

さらにタンパク質をプラス！
コーンとハムや枝豆のバター炒めを添えれば、彩りと食感もアップ。

総タンパク質量 **13.8g**
動物性 11.0g
植物性 2.5g
調味料 0.3g
エネルギー 273kcal

➕ ツナからしじょうゆ

材料（1人分）　卵…1個／ツナ水煮缶…30g、練りがらし…適量／しょうゆ…適量／白米ご飯…100g
つくり方　ツナは汁けをきる。器にご飯を盛り、ツナ、卵、練りがらしをのせ、しょうゆをかける。

さらにタンパク質をプラス！
レモン汁やオリーブ油をかけた、えびとアボカドとチーズのサラダを。

断面がカラフルで
見た目にもうれしい！

卵焼き
バリエ

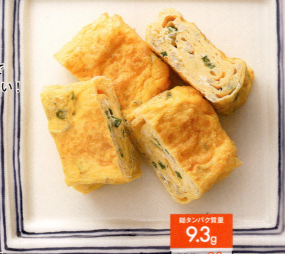

＋ ねぎじゃこ卵

材料（2人分） 卵…2個／ちりめんじゃこ…大さじ3／小ねぎ…2本／ごま油…大さじ½
つくり方 小ねぎは小口切りにする。ボウルに卵を割り入れて溶きほぐし、じゃこ、小ねぎを加えて混ぜる。ごま油を熱した卵焼き器で焼く。

さらにタンパク質をプラス！
ハムと青菜のナムル、豆腐と油揚げのみそ汁を添えて。

総タンパク質量 9.3g	
動物性	9.2g
植物性	0.1g
調味料	0.0g
エネルギー	120kcal

※½量分

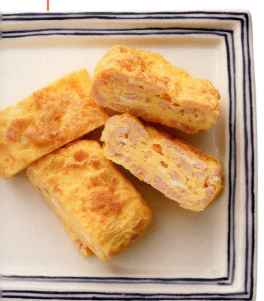

＋ ハム巻き卵

材料（2人分） 卵…2個／ボンレスハム…2枚（36g）／塩…ひとつまみ／サラダ油…大さじ½
つくり方 ハムは粗く刻む。ボウルに卵を割り入れて溶きほぐし、ハム、塩を加えて混ぜる。サラダ油を熱した卵焼き器で焼く。

さらにタンパク質をプラス！
ツナサラダを添え、オートミールのミルクがゆなどを主食に。

総タンパク質量 9.5g	
動物性	9.5g
植物性	0.0g
調味料	0.0g
エネルギー	125kcal

※½量分

具材を卵に混ぜて焼くタイプだから簡単

オムレツバリエ

総タンパク質量
9.0g

動物性	9.0g
植物性	0.0g
調味料	0.0g
エネルギー	
149kcal	

※½量分

➕ チーズオムレツ

材料（1〜2人分） 卵…2個／ピザ用チーズ…15g／粉チーズ…大さじ½／バター…10g

つくり方 ボウルに卵を割り入れて溶きほぐし、チーズ2種を加えて混ぜる。バターを溶かしたフライパンに流し入れ、強めの中火でオムレツ状に焼く。

さらにタンパク質をプラス！
ミックスビーンズが入ったサラダと、ヨーグルトを。

➕ 和風オムレツ

材料（1〜2人分） 卵…2個／ちくわ…1本／塩昆布…5g／サラダ油…大さじ½

つくり方 ちくわは輪切りにする。ボウルに卵を割り入れて溶きほぐし、ちくわ、塩昆布を加えて混ぜる。サラダ油を熱したフライパンに流し入れ、強めの中火でオムレツ状に焼く。

さらにタンパク質をプラス！
小松菜のしらす和えと、豆腐とわかめのシンプルなみそ汁を添えて。

総タンパク質量
8.1g

動物性	7.7g
植物性	0.4g
調味料	0.0g
エネルギー	
121kcal	

※½量分

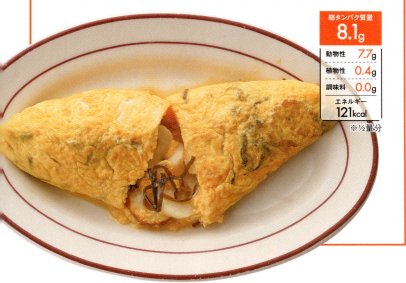

たったひと手間でマンネリ解消
目玉焼き
バリエ

総タンパク質量 **6.5g**
動物性 6.2g
植物性 0.0g
調味料 0.4g
エネルギー 111kcal
※½量分

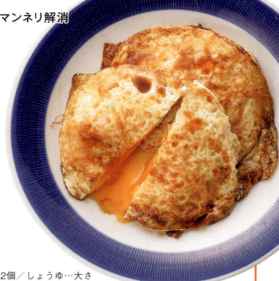

➕ 両面焼き

材料（1～2人分） 卵…2個／しょうゆ…大さじ½／酒…大さじ½／サラダ油…大さじ½
つくり方 サラダ油を熱したフライパンに卵を割り入れ、強めの中火で焼く。白身がこんがりしたら裏返し、好みの加減に焼く。しょうゆ、酒を加えて強火でからめる。

さらにタンパク質をプラス！
ハムやチーズとともに全粒粉パンではさんでも◎。牛乳を添えて。

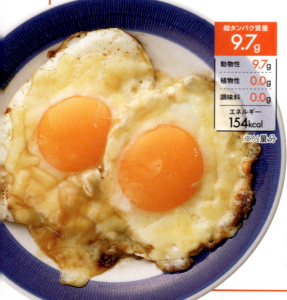

総タンパク質量 **9.7g**
動物性 9.7g
植物性 0.0g
調味料 0.0g
エネルギー 154kcal
※½量分

➕ とろとろチーズ目玉焼き

材料（1～2人分） 卵…2個／ピザ用チーズ…25g／ウスターソース…小さじ1／サラダ油…大さじ½
つくり方 サラダ油を熱したフライパンに卵を割り入れ、強めの中火で焼く。白身がこんがりしたらチーズをのせてふたをし、弱火で蒸し焼きにしてチーズを溶かし、ソースを加える。

さらにタンパク質をプラス！
飲み物は、成分無調整の豆乳を。牛乳ときな粉を混ぜたものでもよいでしょう。

毎日でも食べたいから飽きない工夫を
納豆バリエ

➕ しょうが納豆

材料（1人分） 納豆…50g／しょうが（すりおろし）…小さじ1／小ねぎ…適量／しょうゆ…少々
つくり方 小ねぎは小口切りにする。器に納豆を盛り、しょうが、小ねぎをのせ、しょうゆをかける。

さらにタンパク質をプラス！
紅鮭の塩焼き、ほうれん草ののり和えを添えて、食卓の彩りもアップ。

総タンパク質量 **8.5g**
動物性 0.0g
植物性 8.3g
調味料 0.2g
エネルギー 103kcal

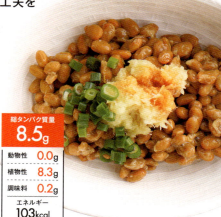

総タンパク質量 **9.3g**
動物性 0.0g
植物性 9.3g
調味料 0.0g
エネルギー 167kcal

➕ ごま納豆

材料（1人分） 納豆…50g／白すりごま…5g／ごま油…小さじ1／塩…少々
つくり方 器に納豆を盛り、白すりごまをのせ、ごま油、塩をかける。

さらにタンパク質をプラス！
表面をカリッと香ばしく焼いた厚揚げと、鮭缶のバターみそ汁も一緒に。

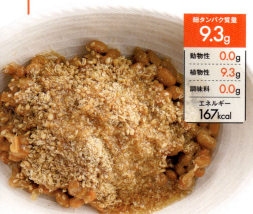

➕ 月見キムチ納豆

材料（1人分） 納豆…50g／キムチ…大さじ山盛り1／卵黄…1個分
つくり方 器に納豆を盛り、キムチ、卵黄をのせる。

さらにタンパク質をプラス！
ご飯には、玄米やあわを混ぜて。魚肉ソーセージとニラの炒め物をおかずに。

総タンパク質量 **12.1g**
動物性 3.3g
植物性 8.8g
調味料 0.0g
エネルギー 187kcal

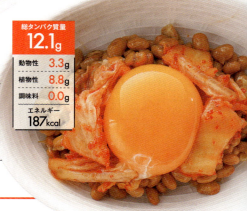

冷と温で味つけの調味料もいろいろ

豆腐バリエ

➕ かつお節たっぷり冷やっこ

材料（1人分） 木綿豆腐…⅓丁（100g）／かつお節…4g／長ねぎ（みじん切り）…適量／しょうゆ…少々

つくり方 豆腐は4つに切って器に盛り、長ねぎ、かつお節をのせ、しょうゆをかける。

さらにタンパク質をプラス！
ふっくら焼いたほっけの開き干しと、ゆでた枝豆も追加。

総タンパク質量	**10.0g**
動物性	3.0g
植物性	6.7g
調味料	0.3g
エネルギー	91kcal

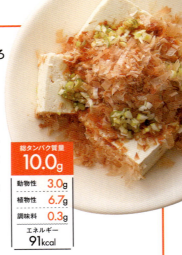

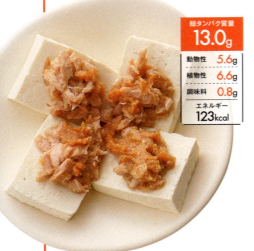

総タンパク質量	**13.0g**
動物性	5.6g
植物性	6.6g
調味料	0.8g
エネルギー	123kcal

➕ ツナみそダレ冷やっこ

材料（1人分） 木綿豆腐…⅓丁（100g）／ツナ水煮缶…½缶（35g）／みそ…小さじ1／はちみつ…小さじ¼／オリーブ油…小さじ¼

つくり方 ツナは汁けをきる。豆腐は4つに切って器に盛る。ツナ、みそ、はちみつ、オリーブ油を混ぜ合わせ、豆腐にのせる。

さらにタンパク質をプラス！
チヂミ風の卵焼き、わかめと油揚げのみそ汁を一緒に。

➕ 桜えびの温やっこ

材料（1人分） 木綿豆腐…⅓丁（100g）／桜えび…3g／麺つゆ（3倍濃縮）…大さじ1／水…大さじ3／小ねぎ（小口切り）…適量

つくり方 豆腐は半分に切って耐熱容器に入れ、麺つゆと水を加え、桜えびをのせる。ラップはせずに電子レンジ（600W）で1分ほど加熱し、小ねぎをちらす。

さらにタンパク質をプラス！
さばの塩焼き、ブロッコリーのごま和えなどを合わせて。

総タンパク質量	**9.6g**
動物性	1.9g
植物性	6.8g
調味料	0.9g
エネルギー	103kcal

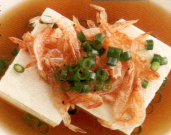

肉や魚介を加えれば食べ応えもアップ！
みそ汁バリエ

➕ 豚きのこ汁

材料（2人分） 豚こま切れ肉…80g／しめじ…50g／長ねぎ…¼本／だし…400ml／みそ…大さじ1

つくり方 しめじはほぐし、長ねぎは輪切りにする。鍋にだし、豚肉、しめじ、長ねぎを入れて煮立てる。弱めの中火で肉に火が通るまで煮て、みそを溶き入れる。

さらにタンパク質をプラス！
大豆や根菜などを入れた五目煮と、温泉卵を添えて。

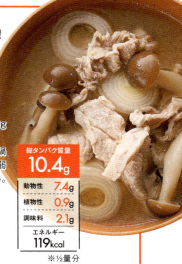

総タンパク質量 **10.4g**
動物性 7.4g
植物性 0.9g
調味料 2.1g
エネルギー **119kcal**
※½量分

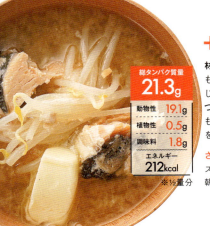

総タンパク質量 **21.3g**
動物性 19.1g
植物性 0.5g
調味料 1.8g
エネルギー **212kcal**
※½量分

➕ 鮭缶のバターみそ汁

材料（2人分） 鮭水煮缶…1缶（180g）／もやし…50g／だし…400ml／みそ…小さじ2／バター…10g

つくり方 鍋に鮭を缶汁ごと入れ、だし、もやしを加えて煮立てる。弱火にしてみそを溶き入れる。お椀に盛り、バターをのせる。

さらにタンパク質をプラス！
スクランブルエッグ、サラダを添えて、洋風の朝食にするのも◎。

➕ 炒め豆腐汁

材料（2人分） 木綿豆腐…½丁（150g）／青ねぎ…½本／だし…400ml／みそ…大さじ1／ごま油…大さじ1

つくり方 青ねぎは斜め切りにする。鍋にごま油を熱して豆腐を崩し入れ、強火でよく炒める。だし、青ねぎを加えて煮立て、火を止めてみそを溶き入れる。

さらにタンパク質をプラス！
焼いたあじの干物と、小松菜の納豆和えも追加して。

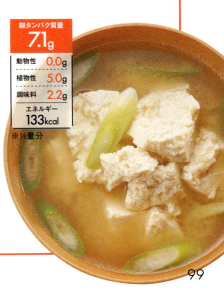

総タンパク質量 **7.1g**
動物性 0.0g
植物性 5.0g
調味料 2.2g
エネルギー **133kcal**
※½量分

"筋肉がついてやせる！" 昼食の理想の献立例

カロリー過多にならないように注意して、良質なタンパク質をとり入れましょう。

和

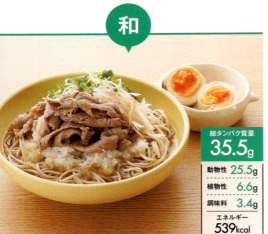

- ぶっかけ牛肉そば（P104）
- 韓国風味玉（P60）

POINT

牛肉と卵、どちらもアミノ酸スコアが100で、タンパク質がしっかりとれる組み合わせです。カロリーが気になるなら、そばの量を減らして調整しましょう。

総タンパク質量 **35.5g**
動物性 25.5g
植物性 6.6g
調味料 3.4g
エネルギー 539kcal

洋

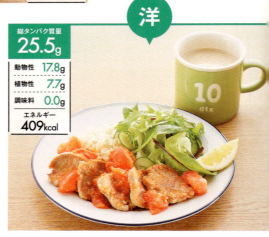

- ポークソテーサラダご飯（P106）
- 豆乳ラテ

POINT

豆乳ラテをチョイスすることで、牛乳を使ったものよりも糖質が抑えられます。ポークソテーサラダご飯は、玄米ご飯の量を少なめにすれば、よりヘルシーに。

総タンパク質量 **25.5g**
動物性 17.8g
植物性 7.7g
調味料 0.0g
エネルギー 409kcal

― おすすめ昼食RECIPE ―

ボリューミーな肉や魚介を具材にして
パン

しょうが焼きサンド
キャベツと一緒に全粒粉パンではさんで

材料（2人分）

全粒粉パン（6枚切り）…2枚／豚こま切れ肉…120g／キャベツ…70g／A【しょうが（すりおろし）…小さじ2／酒…大さじ1／しょうゆ…大さじ1】／練りがらし…適量／マヨネーズ…適量／オリーブ油…適量

つくり方

1. 豚肉にAをもみ込む。キャベツはせん切りにする。
2. フライパンを熱してオリーブ油をひき、1の豚肉を入れて中火で炒め、火を通す。
3. パンに練りがらし、マヨネーズを塗り、2、1のキャベツをはさむ。食べやすく切り分ける。

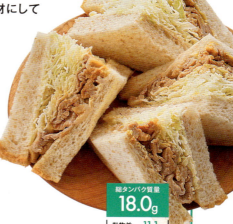

総タンパク質量 **18.0g**
動物性 11.1g
植物性 0.6g
調味料 0.9g
エネルギー **378kcal**
※½量分

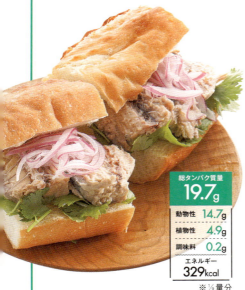

総タンパク質量 **19.7g**
動物性 14.7g
植物性 4.9g
調味料 0.2g
エネルギー **329kcal**
※½量分

さば缶のバインミー
本来なら肉を使うところをさばの水煮缶にチェンジ

材料（2人分）

バゲット…100g／さば水煮缶…1缶（正味140g）／紫玉ねぎ…⅙個／A【はちみつ…大さじ⅓／酢…小さじ2／塩…ふたつまみ】／バター…10g／ナンプラー…少々／パクチー…適量

つくり方

1. さばは汁をよくきる。紫玉ねぎは薄切りにし、Aと合わせて混ぜる。パクチーはざく切りにする。
2. バターはやわらかくしてナンプラーを混ぜる。
3. バゲットは長さを半分に切り、横に切り目を入れる。2を塗り、1をはさむ。

さらにタンパク質をプラス！
どちらのメニューにも、ヨーグルトを添えるとよいでしょう。

＊全粒粉パンは動物・植物性に分けられないため、総タンパク質量のみを表示。

デュラムセモリナの麺は食後の血糖値を上げにくい
パスタ

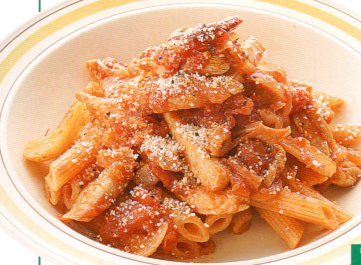

ボリューム満点の具材とショートパスタで食べ応え◎
ホットトマトチキンペンネ

総タンパク質量 35.1g
動物性 27.6g
植物性 7.5g
調味料 0.0g
エネルギー 661kcal

材料（1人分）

鶏もも肉………… 150g
玉ねぎ…………… ¼個
ホールトマト缶
　………… ½缶（200g）
ペンネ…………… 40g
にんにく………… 1片
赤唐辛子………… 2本
粉チーズ…… 大さじ1
塩………… ふたつまみ
粗びき黒こしょう
　………………… 適量
オリーブ油
　………… 大さじ1強

つくり方

1　ペンネはゆでる。
2　鶏肉は細切りに、玉ねぎは薄切りにする。にんにくはたたいてつぶし、赤唐辛子は半分にちぎって種を取る。
3　鍋にオリーブ油、2を入れて中火にかけ、香りが出て鶏肉がこんがりするまで炒める。
4　トマトはにぎってつぶし、缶汁ごと3に加える。塩も加えて強火にし、トマトをさらに木ベラなどでつぶしながら煮詰める。
5　1を加えてからめ、塩適量（分量外）で味をととのえる。器に盛って粉チーズ、粗びき黒こしょうをふる。

いわしの油漬けと薬味を合わせたさっぱり和風メニュー
サーディンと青じそのスパゲッティ

材料（1人分）

- オイルサーディン缶 …… 1缶（100g）
- スパゲッティ …… 40g
- 長ねぎ …… ½本
- 青じそ …… 6枚
- 白ワイン …… 大さじ3
- しょうゆ …… 大さじ½
- オリーブ油 …… 大さじ1

つくり方

1. スパゲッティはゆでる。
2. サーディンは油をざっときり、粗くほぐす。長ねぎは6〜7cm長さに切って縦4つに切り、青じそはせん切りにする。
3. フライパンを熱してオリーブ油をひき、2の長ねぎを強めの中火で香ばしく炒める。
4. 2のサーディン、白ワインを加えて強火でさっと炒め、1を加えて炒め合わせる。しょうゆを加えて混ぜ、器に盛って2の青じそをちらす。

総タンパク質量
26.9g

動物性	20.3g
植物性	5.9g
調味料	0.7g

エネルギー
680kcal

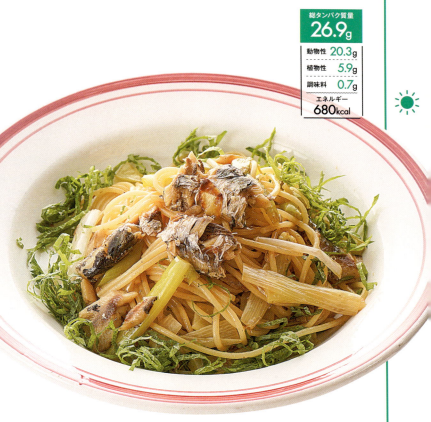

103

つるつると早食いせずによく噛んで食べる心がけを
そば・うどん

脂肪の少ないもも肉を使うからたっぷり食べても安心
ぶっかけ牛肉そば

材料（1人分）

牛もも肉
（しゃぶしゃぶ用）
　………………… 100g
ゆでそば …… 120g
大根…………… 100g
みょうが………… 適量
かいわれ大根…… 適量
A ┃ 麺つゆ（3倍濃縮）
　┃ ………… 50ml
　┃ 水………… 150ml
　┃ 赤唐辛子…… 1本

つくり方

1 みょうがはせん切りに、かいわれ大根は3等分に切る。
2 大根はすりおろしてザルに入れる。出てきた大根の汁を鍋に入れAを加えて煮立て、牛肉を1枚ずつさっと煮る。
3 そばに熱湯をかけて水けをきり、器に盛る。2の肉、おろした大根、1をのせ、熱々の2のつゆをかける。

総タンパク質量 **28.8g**
動物性 19.5g
植物性 6.6g
調味料 2.7g
エネルギー **449kcal**

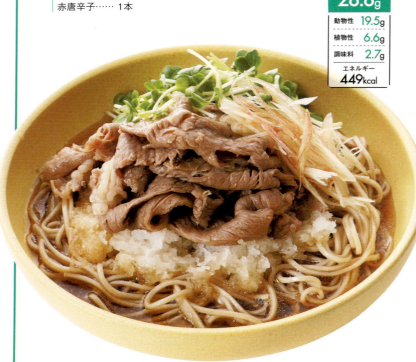

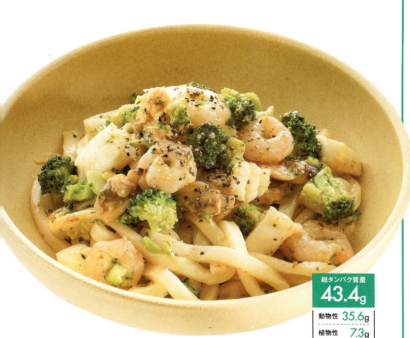

総タンパク質量
43.4g

動物性	35.6g
植物性	7.3g
調味料	0.5g

エネルギー
526kcal

生クリームは使わずバターと粉チーズでコクをプラス
シーフードカルボナーラうどん

材料（1人分）

シーフードミックス
　（冷凍）……… 120g
ブロッコリー…… 80g
ゆでうどん…… 150g
バター…………… 10g
A｜溶き卵…… 1個分
　｜粉チーズ
　｜　……… 大さじ3
　｜しょうゆ
　｜　……… 小さじ1
粗びき黒こしょう
　………………… 適量

つくり方

1 シーフードは解凍する。ブロッコリーはざく切りにする。
2 うどんは熱湯をかけてほぐし、水けをきる。
3 フライパンにバター、1を入れて中火で炒め、火が通ったら2を加え、炒め合わせる。
4 ボウルにAを入れて混ぜ、3を加えて手早く混ぜる。器に盛り、粗びき黒こしょうをふる。

ヘルシーな玄米ご飯と肉のおかずをカフェのランチ風に
主菜ワンプレート

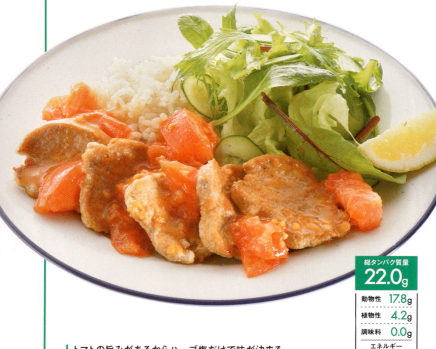

総タンパク質量
22.0g

動物性	17.8g
植物性	4.2g
調味料	0.0g
エネルギー	
336kcal	

トマトの旨みがあるからハーブ塩だけで味が決まる
ポークソテーサラダご飯

材料（1人分）

豚ヒレ肉………… 80g
トマト…………… ½個
きゅうり………… 適量
レタス…………… 適量
ミックスベビーリーフ
　………………… 適量
玄米ご飯……… 100g
ハーブ塩…ふたつまみ
レモン（くし形切り）
　………………… 適量
オリーブ油……… 適量

つくり方

1　豚肉は1cm厚さに切る。トマトは角切りにする。
2　きゅうりは薄い輪切りにし、レタスはちぎり、ミックスベビーリーフと合わせる。
3　フライパンを熱してオリーブ油をひき、豚肉を入れて両面を強火で焼く。焼き色がついたらトマトを加えて炒め合わせ、ハーブ塩をふる。
4　玄米ご飯、2、3を器に盛り合わせ、レモンを添える。

ダイエット中にはなおさらうれしい大満足の丼物
マーボーチキンのライスボウル

材料（1人分）

鶏むね肉	100g
ピーマン	2個
長ねぎ	¼本
玄米ご飯	100g
A 酒	大さじ2
しょうが（すりおろし）	小さじ1
にんにく（すりおろし）	小さじ1
塩	ふたつまみ
B 酒	大さじ2
しょうゆ	大さじ½
オイスターソース	大さじ½
豆板醤	大さじ½
ごま油	適量

つくり方

1 鶏肉は中央から左右に切り開き、細切りにしてAをもみ込む。ピーマンは細切りに、長ねぎは粗みじん切りにする。
2 フライパンを熱してごま油をひき、鶏肉とピーマンを強めの中火でさっと炒める。だいたい火が通ったら、B、長ねぎを加えてからめる。
3 器に玄米ご飯を盛り、2をのせる。

総タンパク質量 **26.8**g
動物性 21.4g
植物性 3.9g
調味料 1.5g
エネルギー **459**kcal

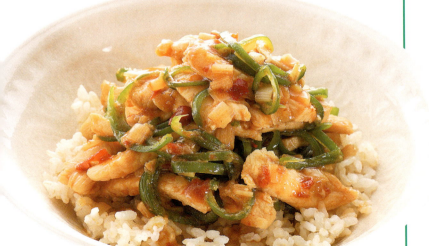

"筋肉がついてやせる!" 夕食の理想の献立例

1日のタンパク質量が足りているかを考えながら、タンパク源となるメニューを一品追加しましょう。

和

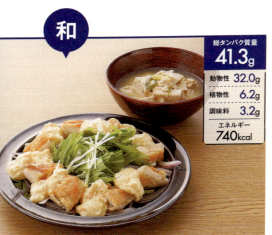

総タンパク質量 **41.3g**
動物性 32.0g
植物性 6.2g
調味料 3.2g
エネルギー 740kcal

- 鶏むね肉の焼きチキン南蛮 (P111)
- 炒め豆腐汁 (P99)

POINT
ボリューミーで食べ応えのある組み合わせ。タンパク質がしっかりとれる一方、糖質は抑えられているので、ダイエット中にはうれしい食事です。

洋 おつまみ

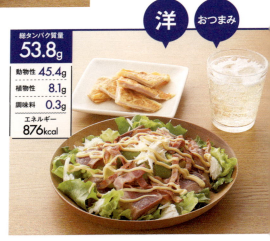

総タンパク質量 **53.8g**
動物性 45.4g
植物性 8.1g
調味料 0.3g
エネルギー 876kcal

- まぐろのパワーサラダ (P112)
- ハムチーズ焼き (P81)
- ハイボール

POINT
まぐろのパワーサラダもハムチーズ焼きも、レシピの栄養価を確認して食べる量を調整しましょう。糖質ゼロのお酒のおつまみとしてもぴったりです。

おすすめ夕食RECIPE

メイン食材ひとつでたっぷりタンパク質
おつまみ

総タンパク質量 23.9g
動物性 23.2g
植物性 0.0g
調味料 0.8g
エネルギー 297kcal

※½量分

こんがり焼いた手羽中とゆずこしょうダレが絶品
鶏手羽中の ゆずこしょう焼き

材料（2人分）

鶏手羽中…16本（400g）／A【ゆずこしょう…小さじ1／しょうゆ…大さじ1／酒…大さじ2】

つくり方

1. Aはよく混ぜる。
2. 鶏手羽中は皮目を下にしてフライパンに並べ、強火にかける。両面をこんがり焼いて火を通す。1を加え、からめる。

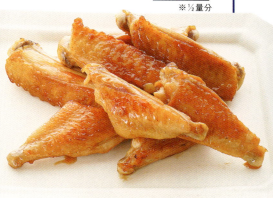

にんにくのきいたサクサク
食感のパン粉でおいしさ倍増
ししゃものパン粉焼き

材料（2人分）

ししゃも…10尾／A【パン粉（細びき）…大さじ3／にんにく（みじん切り）…1片分／パセリ（みじん切り）…適量／オリーブ油…大さじ2】

つくり方

1. Aはよく混ぜる。
2. ししゃもはグリルで片面を焼き、裏返す。1をのせ、こんがりするまでさらに焼く。

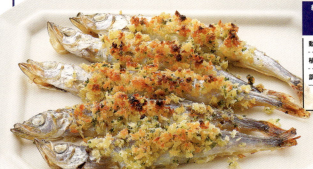

総タンパク質量 27.1g
動物性 26.3g
植物性 0.2g
調味料 0.0g
エネルギー 339kcal

※½量分

＊パン粉は動物・植物性に分けられないため、総タンパク質量のみを表示。

ひき肉にする、揚げずに焼くなど、ひと工夫を

肉

総タンパク質量
32.0g

動物性	25.6g
植物性	5.9g
調味料	0.5g

エネルギー
550kcal

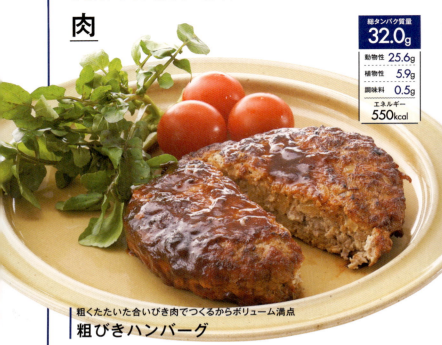

粗くたたいた合いびき肉でつくるからボリューム満点
粗びきハンバーグ

材料（1人分）

牛もも肉（焼き肉用）		60g
豚肩ロース薄切り肉		60g
玉ねぎ		¼個
A	溶き卵	½個分
	塩	小さじ¼
	こしょう	少々
	ナツメグ	少々
	粉豆腐（もしくは高野豆腐〈すりおろし〉）	
		10g
	牛乳	大さじ1
B	トマトケチャップ	大さじ1
	ウスターソース	大さじ1
	赤ワイン	大さじ4
	水	大さじ3
バター		10g
クレソン		適量
ミニトマト		適量

つくり方

1. 牛肉、豚肉は粗くたたく。玉ねぎはみじん切りにする。
2. ボウルに1、Aを入れて練り混ぜ、円形にまとめる。
3. バターを溶かしたフライパンに2を入れ、両面をこんがり焼く。
4. Bを加えて煮立て、弱火にしてふたをし、7〜8分ほど蒸し焼きにする。
5. 器に盛り、クレソン、ミニトマトを添える。

揚げずに焼いて野菜をたっぷり添えたヘルシーな一品
鶏むね肉の焼きチキン南蛮

材料（1人分）

鶏むね肉……… 120g
片栗粉………大さじ½
A | しょうゆ
　　………大さじ½
　　酢……… 大さじ1
　　はちみつ
　　……… 小さじ1
B | ゆで卵……… 1個
　　玉ねぎ………⅙個
　　マヨネーズ
　　……… 大さじ2
　　牛乳……大さじ½
　　塩・こしょう
　　………各少々
水菜………………適量
紫玉ねぎ…………適量
オリーブ油…大さじ1

つくり方

1. 鶏肉は中央から左右に切り開いて半分に切り、片栗粉を薄くまぶす。
2. 水菜はざく切りに、紫玉ねぎは薄切りにする。
3. Aは耐熱容器に入れ、電子レンジ（600W）で30秒加熱する。Bはゆで卵と玉ねぎをみじん切りにし、ほかの材料と合わせて混ぜる。
4. フライパンを熱してオリーブ油をひき、1を入れて強火で両面をこんがり焼き、中まで火を通す。
5. 4を熱々のうちに切り分けて2と器に盛り、3のA、Bを順にかける。

総タンパク質量
34.2g

動物性 32.0g
植物性 1.2g
調味料 1.0g
エネルギー
607kcal

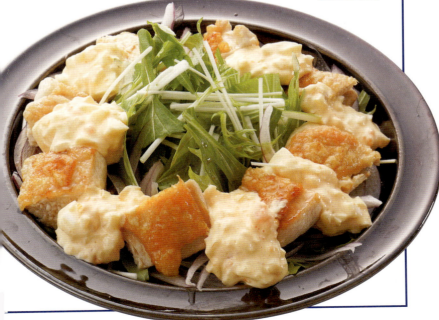

サブの具材もたっぷり加えて食べ応えのあるメニューに

魚介

具材がどっさりで大満足！ ゆで卵をプラスしても◎
まぐろのパワーサラダ

材料（1～2人分）
- まぐろ（刺身用さく）…… 120g
- ベーコン……………………… 2枚
- モッツァレラチーズ
  ………………… ½個（50g）
- アボカド………………… ½個
- 玉ねぎ…………………… 適量
- レタス…………………… 適量
- A
  - オリーブ油……… 大さじ1
  - にんにく（すりおろし）
    ……………… 小さじ¼
  - レモン汁………… 小さじ1
  - しょうゆ………… 小さじ1
  - 酢………………… 小さじ½
- マヨネーズ……………… 適量
- オリーブ油……………… 適量

つくり方
1. アボカドは角切りに、玉ねぎは薄切りにし、レタスは食べやすくちぎる。
2. フライパンを熱してオリーブ油を入れ、よく熱する。まぐろを入れ、手早く両面に焼き色をつけて取り出し、食べやすく切る。
3. 同じフライパンでベーコンの両面をカリッと焼き、食べやすく切る。
4. 器にレタス、2、アボカド、3、玉ねぎを盛り、チーズをちぎってのせる。
5. Aをよく混ぜて4にかけ、マヨネーズを絞る。

総タンパク質量
23.6g

動物性 22.4g
植物性 1.0g
調味料 0.3g

エネルギー
358kcal

※½量分

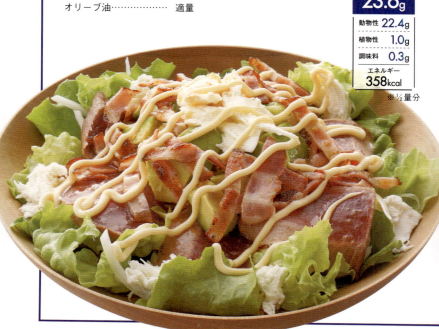

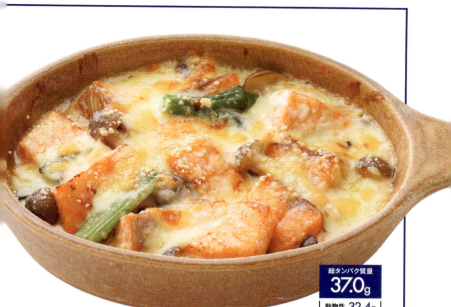

総タンパク質量
37.0g

動物性	32.4g
植物性	2.2g
調味料	2.4g
エネルギー	640kcal

みそを加えたほっこり味にチーズを2種類のせて
鮭の和風グラタン

材料（1人分）

生鮭（刺身用さく）
　……………… 120g
青ねぎ…………… 1本
しめじ
　……½パック（50g）
バター…………… 20g
小麦粉…… 大さじ1強
A｜牛乳………100ml
　｜みそ…… 大さじ1
ピザ用チーズ…… 30g
粉チーズ…… 大さじ1
塩・こしょう…各少々

つくり方

1. 鮭は角切りにし、軽く塩、こしょうをふる。青ねぎはぶつ切りにし、しめじはほぐす。
2. フライパンにバター10gを溶かし、鮭を入れて強火でさっと焼き、取り出す。
3. フライパンを洗わずにバター10gを足し、しめじ、青ねぎを入れて中火でさっと炒め、小麦粉をふり入れて粉っぽさがなくなるまで炒め合わせる。
4. Aをよく混ぜて3に加え、混ぜながらとろみをつける。
5. 耐熱皿に4を入れて2を並べ、ピザ用チーズ、粉チーズをのせる。オーブントースターで、チーズが溶けるまでこんがり焼く。

> どれを選ぶ？

プロテインの種類ととり入れ方

運動をしながら筋肉をしっかりつけたい場合には、
プロテインも活用しましょう。
その種類や、上手なとり入れ方を紹介します。

高タンパク＆低脂肪の
プロテインパウダーを
上手に活用して

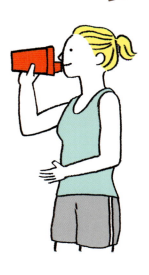

　筋トレなどのハードな運動をする場合、筋肉の分解・再合成が進むため、通常よりも多めにタンパク質をとる必要があります。とはいえ食事からタンパク質をとろうとすると、その分、脂質も多く摂取してしまいがちです。そこで役立つのが、低脂肪なプロテインパウダー。必要なタンパク質だけをとることができるうえ、速やかに消化吸収されて筋肉の合成を高めるので、おすすめです。

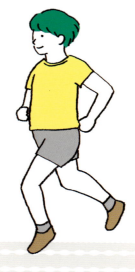

目的に合わせて
プロテインを選ぶのがコツ

　プロテインパウダーには、主成分の違いによって種類があり、大きくは動物性と植物性に分けられます。そのなかに、動物性のホエイプロテインやカゼインプロテイン、植物性のソイプロテインなどがあるのです。これらは、含まれているアミノ酸のバランス、体内での消化吸収の速さなど、それぞれで特徴が異なり、得られる効果も違います。特徴をよく知り、目的に応じて使い分けましょう。

Protein Column

プロテインの種類と特徴

ここではプロテインのなかでも代表的な、ホエイプロテイン、カゼインプロテイン、ソイプロテインの特徴について説明します。

ホエイプロテイン

ヨーグルトの上澄み液であるホエイに含まれる水溶性タンパク質

原料は牛乳。ホエイとは、ヨーグルトの上澄み液のことで、乳清ともいいます。これに含まれるタンパク質が、ホエイプロテインです。必須アミノ酸が多く含まれており、特に、筋肉合成の指令を出す働きにかかわる、ロイシンの含有率が高いのが特徴。また、水溶性で体内に素早く吸収される点も、筋肉をつくるには有利です。

特徴
- 筋肉の材料となる必須アミノ酸が多い
- ロイシンの含有率がプロテイン中トップ
- 体内への吸収が速い

カゼインプロテイン

生乳を構成するタンパク質の約80%。不溶性で固まりやすい

生乳のほぼ80%は、カゼインプロテインによって構成されています。ホエイプロテインと同じく牛乳を原料としていますが、ホエイプロテインが水溶性なのに対し、カゼインプロテインは不溶性。よって、体内で固まりやすく、消化吸収も比較的ゆっくりという特徴を持っています。その分、腹持ちがよいのがメリットです。

特徴
- 筋肉の材料となる必須アミノ酸が多い
- ロイシンの含有率が高め
- 体内への吸収がゆっくりで腹持ちがよい

ソイプロテイン

大豆のタンパク質部分だけを粉末にしたもの。女性にうれしいイソフラボンも含有

大豆から糖質や脂質、水分などを取り除き、タンパク質だけを効率よくとれるように加工したものが、ソイプロテイン。体内への吸収はゆっくりですが、ホエイプロテインに比べて、脂肪を燃焼しやすくなるという特性があります。また、女性ホルモンに似た作用があり、女性の美容や健康に働きかけるイソフラボンも含まれます。

特徴
- 体内への吸収がゆっくりで腹持ちがよい
- 脂肪を燃焼しやすくなる
- 美容や健康によいイソフラボンを含む

目的別プロテインのとり入れ方

プロテインは種類によって、体への効果もさまざま。
「どのような体を目指すか」によって、プロテインを使い分けましょう。

\ ムキムキ /
筋肉をつけて絞りたいタイプ

朝・トレーニング直後・寝る前にプロテイン補給を

ハードな筋トレをして筋肉がしっかりついた体になりたいなら、1日に必要なタンパク量は、体重1kgにつき1.2〜1.4gが目安。食事でとれない分は、プロテインで補いましょう。まずとりたい時間帯は、筋肉の分解が進んでアミノ酸が不足している朝。吸収の速いホエイプロテインをとれば、スムーズに筋肉へ運ばれ、筋肉の分解を抑えられます。その次は、血流がアップして筋肉の合成が活発になるトレーニング直後にとります。ここでも、ホエイプロテインを水で溶き、吸収しやすくしてから摂取すると◎。反対に就寝前は、腹持ちのよいカゼインプロテインが入ったものを摂取して。寝ている間のアミノ酸濃度の低下を穏やかにし、筋肉の分解をできるだけ抑制します。

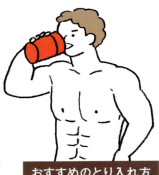

おすすめのとり入れ方

朝&トレーニング直後
▼
ホエイプロテイン

筋肉の分解が進行して、アミノ酸が枯渇状態に。そこで、速やかに体内にとり入れられるホエイプロテインを摂取。

寝る前
▼
ホエイ&カゼイン ミックスプロテイン

睡眠中の筋肉分解をなるべく抑えるために、腹持ちのよいカゼインを、ホエイとのミックスでとるのがベスト。

MEMO　やせたいならあくまでも食事に置きかえること

トレーニングはしたくないけれどやせたい、という場合には、3食のうち1〜2食をプロテインに置きかえるダイエット法もあります。プロテインだけでなく、ビタミン、ミネラル、糖質などをバランスよく含むダイエット食品が市販されています。

Protein Column

\ しなやかで美しい /
筋肉をつけてやせたいタイプ

脂肪を落としながら筋肉をつけるならソイプロテイン

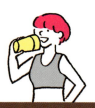

脂肪を落とすにも、筋肉は必須です。また要所要所に筋肉がつくと、引き締まった印象になります。そんな体を目指す場合、朝とトレーニング直後にプロテインをとりましょう。ソイプロテインは、摂取後のインスリン放出を抑えて脂肪が燃焼しやすい状態にシフトさせ、また、脂肪の燃焼を促す成長ホルモンの分泌を活発にします。これで、脂肪燃焼力の高い状態が1日中続きます。

おすすめのとり入れ方

朝食の代わりにソイプロテイン
ビタミンやミネラルなどの栄養素をバランスよく含んだソイプロテインを、朝食に置きかえて。

トレーニング直後
▼
ソイプロテインorカゼインプロテイン
筋肉を使った後は、脂肪燃焼を高めるソイプロテインか、ロイシンが高めのカゼインプロテインを摂取。

\ とにかく走る /
ランニングでやせたいタイプ

筋肉の疲労回復にはランニング後にホエイプロテインを

全身の筋肉をフルに働かせるランニングでは、その前と後に、タンパク質をしっかりとる必要があります。ランニング前は、消化しやすいゼリー飲料タイプのプロテインがおすすめ。ランニング後は、速やかに筋肉合成に働くホエイプロテインを飲むとよいでしょう。これにより、筋肉の疲労度合いも違ってきます。いずれのタイミングでも、糖質といっしょにとるのがポイントです。

おすすめのとり入れ方

ランニング前
▼
ゼリー飲料タイプ
ランニングの直前は、胃腸にやさしく、糖質も一緒にとれるゼリー飲料タイプのプロテインを。

ランニング後
▼
ホエイプロテイン＋糖質
吸収の速いホエイプロテインを、必ず糖質と一緒にとること。糖質入りのリカバリータイプもおすすめ。

プロテインパウダーが、食べ応えのあるおやつに！

プロテインバー
Recipe

ピーナッツとアーモンドのザクザク食感で満足感アップ
プロテインナッツバー

冷蔵 5日 ／ 冷凍 1か月

材料
（18×13×5cmの型1台分）

A
- プロテインパウダー（バニラ味） ……… 70g
- オートミール ……… 60g
- おから ……… 30g

- ピーナッツ ……… 20g
- アーモンド ……… 20g

B
- はちみつ ……… 30g
- 卵 ……… 1個
- 豆乳（成分無調整） ……… 150ml

つくり方
1. ピーナッツ、アーモンドは粗く刻む。
2. ボウルにBを入れて混ぜ、A、1を加えて混ぜる。
3. オーブンシートを敷いた型に流し入れ、180℃のオーブンで20分焼く。
4. 冷ましてから食べやすく切り分ける。

総タンパク質量 20.2g
動物性 14.1g
植物性 6.1g
調味料 0.0g
エネルギー 249kcal
※1/4量分

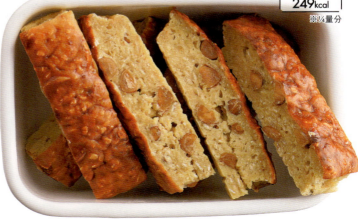

Protein Column

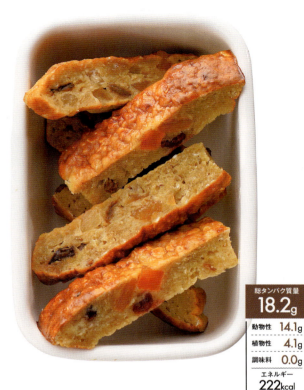

総タンパク質量
18.2g

動物性	14.1g
植物性	4.1g
調味料	0.0g

エネルギー
222kcal

※¼量分

ドライフルーツのナチュラルな甘みを味わえる
プロテインドライフルーツバー

冷蔵 5日 / 冷凍 1か月

材料
（18×13×5cmの型1台分）

A｜プロテインパウダー
　（バニラ味）……… 70g
　オートミール……… 60g
　おから…………… 30g
ドライフルーツ（好みのもの／
大きければ刻む）………… 40g
B｜はちみつ…………… 30g
　卵………………… 1個
　豆乳（成分無調整）
　………………… 150ml

つくり方

1 ボウルにBを入れて混ぜ、A、ドライフルーツを加えて混ぜる。
2 オーブンシートを敷いた型に流し入れ、180℃のオーブンで20分焼く。
3 冷ましてから食べやすく切り分ける。

119

**トレーニング時の手軽な
タンパク質補給にぴったり**

プロテインゼリー&
スムージーRecipe

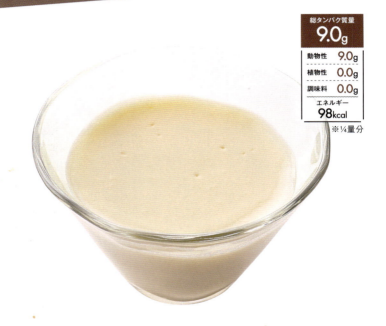

総タンパク質量
9.0g

動物性	9.0g
植物性	0.0g
調味料	0.0g

エネルギー
98kcal

※¼量分

牛乳がベースのゼリーだから、腹持ちのよさが◎
プロテインミルクゼリー

材料（4人分）

プロテインパウダー
　（バニラ味）……25g
粉ゼラチン………5g
牛乳……………400ml

つくり方

1. ゼラチンは50mlの水にふり入れ、ふやかしておく。
2. プロテインと牛乳をしっかりと混ぜ合わせる。
3. 2の半量を鍋に入れて火にかけ、沸騰する前に火を止める。1を加えて溶かし、残りの2を加えて混ぜ合わせ、粗熱を取る。
4. カップに注ぎ入れ、冷蔵庫で冷やし固める。

Protein Column

りんごは皮ごと使えば
食物繊維もたっぷりとれる
アップルバナナ
スムージー

材料（2人分）

りんご	½個
バナナ	1本
プロテインパウダー（バニラ味）	20g
牛乳	200ml

つくり方

1 りんごは芯を除いて、皮つきのままざく切りにする。バナナは半分に折る。
2 すべての材料をミキサーにかける。

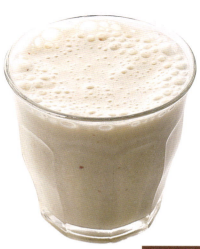

総タンパク質量 **11.2g**
動物性 10.6g
植物性 0.6g
調味料 0.0g
エネルギー **184kcal**
※½量分

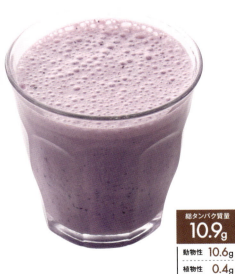

総タンパク質量 **10.9g**
動物性 10.6g
植物性 0.4g
調味料 0.0g
エネルギー **134kcal**
※½量分

おいしく飲んで
ビタミンCやカリウムも補給
ブルーベリーと
キウイのスムージー

材料（2人分）

ブルーベリー	60g
キウイフルーツ	½個
プロテインパウダー（バニラ味）	20g
牛乳	200ml

つくり方

1 キウイはざく切りにする。
2 すべての材料をミキサーにかける。

\ 女性ホルモンがアップ！/

イソフラボンの
効果的な
とり入れ方って
あるの？

イソフラボンとは、女性ホルモンの「エストロゲン」と似た働きをする抗酸化物質の一種です。大豆や大豆製品に多く含まれ、更年期障害の予防や改善、美肌づくり、骨粗しょう症の予防など、女性にうれしい効果が期待できます。ただ一方で、過剰摂取すれば乳がんや子宮内膜症などの発症率を高めるといった、健康障害も心配されています。

それではダイエット目的で大豆や大豆製品をとり入れる際、その量にはどの程度気をつけたらよいのでしょうか。結論からいうと、そういった食品を普通の食事の範囲で食べるのであれば、過剰摂取の心配はほぼありません。心配されるのは、サプリメントとしてイソフラボンをとる場合です。過剰摂取しないように注意しましょう。

付録

いつも食べている料理の
タンパク質量ってどのぐらい？

朝食 昼食 夕食（家庭料理／外食）

タンパク質量
データBook

朝からしっかり食べて
タンパク質を補給！

朝食

タンパク質量＆
栄養データ表

朝食で食べることの多い
料理や食品のタンパク質量を
チェックしましょう。
これらを組み合わせて、
1食で20g以上の
タンパク質摂取を目指して。

主食

白米ご飯
(150g)

総タンパク質量 **3.8g**
- 動物性 0.0g
- 植物性 3.8g
- 調味料 0.0g

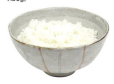

エネルギー	252kcal	糖質	55.1g
ビタミンD	0.0μg	カルシウム	5mg

雑穀ご飯
(白米ご飯125g、五穀ご飯25g)

総タンパク質量 **4.5g**
- 動物性 0.0g
- 植物性 4.5g
- 調味料 0.0g

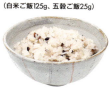

エネルギー	249kcal	糖質	50.9g
ビタミンD	0.0μg	カルシウム	16mg

●朝食

玄米ご飯
(150g)

総タンパク質量 **4.2g**
- 動物性 0.0g
- 植物性 4.2g
- 調味料 0.0g

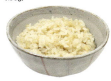

エネルギー	248kcal	糖質	51.3g
ビタミンD	0.0μg	カルシウム	11mg

おかゆ
(全がゆ150g)

総タンパク質量 **1.7g**
- 動物性 0.0g
- 植物性 1.7g
- 調味料 0.0g

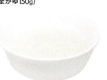

エネルギー	107kcal	糖質	23.5g
ビタミンD	0.0μg	カルシウム	2mg

主食

トースト〔6枚切り〕
(食パン60g)

総タンパク質量 **5.6g**
- 動物性 ・・・
- 植物性 ・・・
- 調味料 ・・・

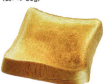

エネルギー	158kcal	糖質	26.6g
ビタミンD	0.0μg	カルシウム	17mg

フレンチトースト
(食パン60g、卵25g、牛乳70g
※シロップ含む)

総タンパク質量 **11.0g**
- 動物性 ・・・
- 植物性 ・・・
- 調味料 ・・・

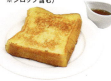

エネルギー	371kcal	糖質	47.8g
ビタミンD	0.7μg	カルシウム	123mg

おかず&汁物

ピザトースト
(食パン60g、チーズ18g、ベーコン10g)

総タンパク質量 **11.6g**
- 動物性 ・・・
- 植物性 ・・・
- 調味料 ・・・

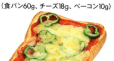

エネルギー	278kcal	糖質	30.1g
ビタミンD	0.1μg	カルシウム	140mg

COLUMN

パン食には乳製品をプラスしてタンパク質量をアップ

食パンがメインの朝食には、目玉焼きやハムなどを添えるのが定番。そこへさらに牛乳200ml、チーズ20g、ヨーグルト200gなどをプラスすれば、タンパク質量がグンとアップします。

乳製品&ドリンク

＊「…」とは数値不明ということを示しています。

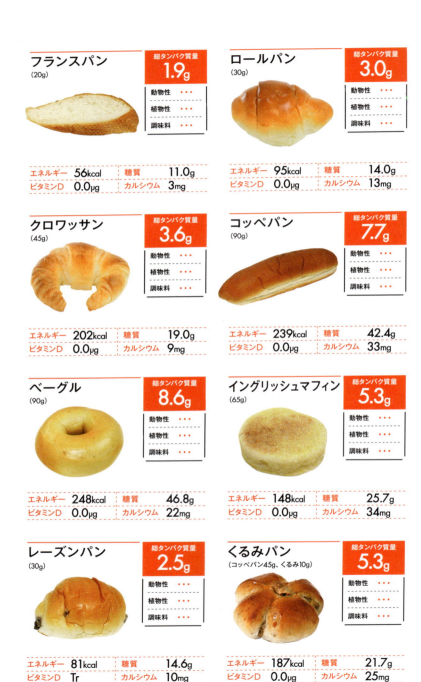

あんパン
(100g)

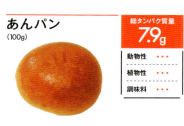

総タンパク質量 7.9g
- 動物性 ・・・
- 植物性 ・・・
- 調味料 ・・・

エネルギー	280kcal	糖質	47.5g
ビタミンD	0.0μg	カルシウム	31mg

クリームパン
(100g)

総タンパク質量 10.3g
- 動物性 ・・・
- 植物性 ・・・
- 調味料 ・・・

エネルギー	305kcal	糖質	40.2g
ビタミンD	0.9μg	カルシウム	52mg

● 朝食

ジャムパン
(80g)

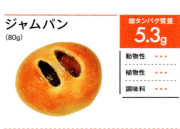

総タンパク質量 5.3g
- 動物性 ・・・
- 植物性 ・・・
- 調味料 ・・・

エネルギー	238kcal	糖質	42.2g
ビタミンD	0.0μg	カルシウム	25mg

メロンパン
(強力粉50g、薄力粉30g、卵7g)

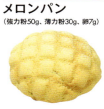

総タンパク質量 10.2g
- 動物性 0.9g
- 植物性 8.8g
- 調味料 0.5g

エネルギー	484kcal	糖質	76.5g
ビタミンD	0.3μg	カルシウム	37mg

主食

ピーナッツパン
(ピーナッツバター35g、コッペパン80g)

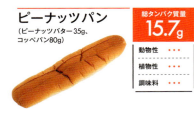

総タンパク質量 15.7g
- 動物性 ・・・
- 植物性 ・・・
- 調味料 ・・・

エネルギー	436kcal	糖質	42.8g
ビタミンD	0.0μg	カルシウム	46mg

ホットケーキ
(120g)

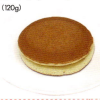

総タンパク質量 9.2g
- 動物性 ・・・
- 植物性 ・・・
- 調味料 ・・・

エネルギー	313kcal	糖質	52.9g
ビタミンD	0.5μg	カルシウム	132mg

おかず&汁物

シリアル〔牛乳あり〕
(牛乳200g、コーンフレーク30g)

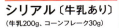
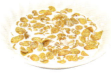

総タンパク質量 8.9g
- 動物性 6.6g
- 植物性 2.3g
- 調味料 0.0g

エネルギー	248kcal	糖質	34.0g
ビタミンD	0.6μg	カルシウム	220mg

COLUMN
ダイエット中なら菓子パンは避けて!

朝食は菓子パンと牛乳、という人も多いかもしれませんが、これでは糖質過多で、太る元凶になります。菓子パンではなく、サンドイッチがおすすめ。サラダやゆで卵を添えて、バランスよく。

乳製品&ドリンク

おかず＆汁物

ウインナー〔3本〕
(70g)

総タンパク質量 9.2g
- 動物性 9.2g
- 植物性 0.0g
- 調味料 0.0g

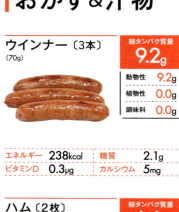

- エネルギー 238kcal
- ビタミンD 0.3μg
- 糖質 2.1g
- カルシウム 5mg

魚肉ソーセージ
(25g)

総タンパク質量 2.9g
- 動物性 2.9g
- 植物性 0.0g
- 調味料 0.0g

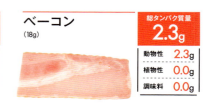

- エネルギー 40kcal
- ビタミンD 0.2μg
- 糖質 3.1g
- カルシウム 25mg

ハム〔2枚〕
(40g)

総タンパク質量 6.6g
- 動物性 6.6g
- 植物性 0.0g
- 調味料 0.0g

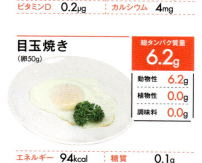

- エネルギー 78kcal
- ビタミンD 0.2μg
- 糖質 0.6g
- カルシウム 4mg

ベーコン
(18g)

総タンパク質量 2.3g
- 動物性 2.3g
- 植物性 0.0g
- 調味料 0.0g

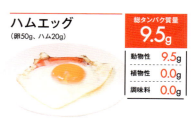

- エネルギー 73kcal
- ビタミンD 0.1μg
- 糖質 0.1g
- カルシウム 1mg

目玉焼き
(卵50g)

総タンパク質量 6.2g
- 動物性 6.2g
- 植物性 0.0g
- 調味料 0.0g

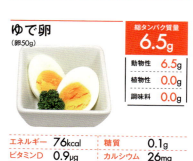

- エネルギー 94kcal
- ビタミンD 0.9μg
- 糖質 0.1g
- カルシウム 26mg

ハムエッグ
(卵50g、ハム20g)

総タンパク質量 9.5g
- 動物性 9.5g
- 植物性 0.0g
- 調味料 0.0g

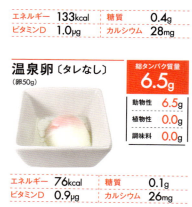

- エネルギー 133kcal
- ビタミンD 1.0μg
- 糖質 0.4g
- カルシウム 28mg

ゆで卵
(卵50g)

総タンパク質量 6.5g
- 動物性 6.5g
- 植物性 0.0g
- 調味料 0.0g

- エネルギー 76kcal
- ビタミンD 0.9μg
- 糖質 0.1g
- カルシウム 26mg

温泉卵〔タレなし〕
(卵50g)

総タンパク質量 6.5g
- 動物性 6.5g
- 植物性 0.0g
- 調味料 0.0g

- エネルギー 76kcal
- ビタミンD 0.9μg
- 糖質 0.1g
- カルシウム 26mg

●朝食

オムレツ
（卵50g、牛乳7.5g、トマトケチャップ8g）

総タンパク質量 **6.5g**
- 動物性 6.4g
- 植物性 0.0g
- 調味料 0.1g

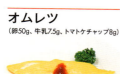

エネルギー	104kcal	糖質	2.6g
ビタミンD	0.9μg	カルシウム	35mg

スペイン風オムレツ
（卵50g、じゃがいも30g、牛乳7.5g）

総タンパク質量 **7.3g**
- 動物性 6.4g
- 植物性 0.9g
- 調味料 0.0g

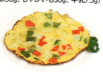

エネルギー	165kcal	糖質	7.7g
ビタミンD	0.9μg	カルシウム	41mg

だし巻き卵
（卵50g、大根20g、だし汁17g）

総タンパク質量 **6.3g**
- 動物性 6.2g
- 植物性 0.1g
- 調味料 0.1g

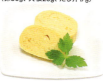

エネルギー	97kcal	糖質	4.1g
ビタミンD	0.9μg	カルシウム	31mg

五目卵焼き
（卵75g、さやえんどう5g、しいたけ4g）

総タンパク質量 **9.7g**
- 動物性 9.2g
- 植物性 0.3g
- 調味料 0.1g

エネルギー	151kcal	糖質	6.0g
ビタミンD	1.4μg	カルシウム	43mg

主食

あじの開き
（あじの開き50g、大根30g、青じそ1g）

総タンパク質量 **12.5g**
- 動物性 12.3g
- 植物性 0.2g
- 調味料 0.0g

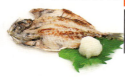

エネルギー	116kcal	糖質	0.9g
ビタミンD	1.3μg	カルシウム	38mg

ししゃも〔2尾〕
（40g）

総タンパク質量 **9.7g**
- 動物性 9.7g
- 植物性 0.0g
- 調味料 0.0g

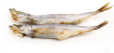

エネルギー	71kcal	糖質	0.1g
ビタミンD	0.2μg	カルシウム	144mg

おかず&汁物

焼き紅鮭
（95g）

総タンパク質量 **21.4g**
- 動物性 21.4g
- 植物性 0.0g
- 調味料 0.0g

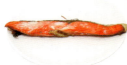

エネルギー	131kcal	糖質	0.1g
ビタミンD	31.4μg	カルシウム	10mg

焼きさば
（さば60g、大根30g、青じそ1g）

総タンパク質量 **15.3g**
- 動物性 15.1g
- 植物性 0.2g
- 調味料 0.0g

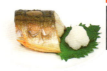

エネルギー	197kcal	糖質	1.0g
ビタミンD	2.9μg	カルシウム	15mg

乳製品&ドリンク

しらす干し (10g)

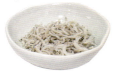

総タンパク質量 2.3g
- 動物性 2.3g
- 植物性 0.0g
- 調味料 0.0g

エネルギー	11kcal	糖質	0.0g
ビタミンD	4.6μg	カルシウム	21mg

辛子明太子 (10g)

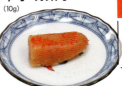

総タンパク質量 2.1g
- 動物性 2.1g
- 植物性 0.0g
- 調味料 0.0g

エネルギー	13kcal	糖質	0.3g
ビタミンD	0.1μg	カルシウム	2mg

いかなごの佃煮 (10g)

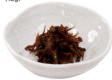

総タンパク質量 2.9g
- 動物性 2.9g
- 植物性 0.0g
- 調味料 0.0g

エネルギー	28kcal	糖質	3.1g
ビタミンD	2.3μg	カルシウム	47mg

あさりの佃煮 (10g)

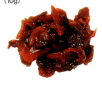

総タンパク質量 2.1g
- 動物性 2.1g
- 植物性 0.0g
- 調味料 0.0g

エネルギー	23kcal	糖質	3.0g
ビタミンD	0.0μg	カルシウム	26mg

納豆 (50g)

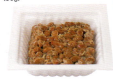

総タンパク質量 8.3g
- 動物性 0.0g
- 植物性 8.3g
- 調味料 0.0g

エネルギー	100kcal	糖質	2.6g
ビタミンD	0.0μg	カルシウム	45mg

金時煮豆 (40g)

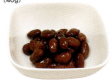

総タンパク質量 2.8g
- 動物性 0.0g
- 植物性 2.8g
- 調味料 0.0g

エネルギー	73kcal	糖質	13.8g
ビタミンD	0.0μg	カルシウム	12mg

COLUMN

主食は玄米ご飯がおすすめ。分量は控えめにして

穀類にもタンパク質が含まれているので、糖質だからといって完全に抜くのはおすすめしません。ダイエットを意識するなら、タンパク質、ビタミンB群、食物繊維が豊富な玄米を選びましょう。

COLUMN

納豆＋卵は最高のコンビ。でも、タンパク質量は少なめ

納豆の植物性、卵の動物性、両方のタンパク質を組み合わせて、アミノ酸スコアをアップ。ただ、これらを合わせてもタンパク質量は20gに満たないので、ツナやしらすなどをプラスして。

* 「Tr」とは微量を示しています。

● 朝食

生野菜サラダ
(キャベツ20g、トマト20g、紫キャベツ5g
※ドレッシング含まず)

総タンパク質量 **0.6g**
- 動物性 0.0g
- 植物性 0.6g
- 調味料 0.0g

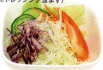

エネルギー	13kcal	糖質	2.0g
ビタミンD	0.0μg	カルシウム	15mg

温野菜サラダ
(ブロッコリー20g、しょうゆ4.3g、かぶ45g)

総タンパク質量 **1.6g**
- 動物性 0.0g
- 植物性 1.2g
- 調味料 0.3g

エネルギー	130kcal	糖質	3.5g
ビタミンD	Tr	カルシウム	28mg

主食

大根サラダ
(大根200g、きゅうり20g、かつお節0.2g
※ドレッシング含まず)

総タンパク質量 **1.4g**
- 動物性 0.2g
- 植物性 1.2g
- 調味料 0.0g

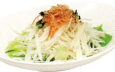

エネルギー	44kcal	糖質	6.6g
ビタミンD	0.0μg	カルシウム	59mg

ごぼうサラダ
(ごぼう50g、マヨネーズ6.4g、しょうゆ1.6g)

総タンパク質量 **1.4g**
- 動物性 0.0g
- 植物性 1.1g
- 調味料 0.3g

エネルギー	84kcal	糖質	5.8g
ビタミンD	0.1μg	カルシウム	34mg

おかず&汁物

コールスロー
(キャベツ40g、マヨネーズ6g、きゅうり10g)

総タンパク質量 **0.9g**
- 動物性 0.0g
- 植物性 0.7g
- 調味料 0.2g

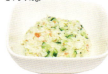

エネルギー	55kcal	糖質	2.3g
ビタミンD	0.1μg	カルシウム	24mg

きのこサラダ
(しめじ25g、えのきだけ25g、エリンギ15g ※ドレッシング含まず)

総タンパク質量 **2.2g**
- 動物性 0.0g
- 植物性 2.2g
- 調味料 0.0g

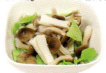

エネルギー	17kcal	糖質	2.1g
ビタミンD	1.5μg	カルシウム	2mg

乳製品&ドリンク

海藻サラダ
(カットわかめ1g、トマト20g、レタス20g ※ドレッシング含まず)

総タンパク質量 **0.7g**
- 動物性 0.0g
- 植物性 0.7g
- 調味料 0.0g

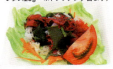

エネルギー	14kcal	糖質	1.9g
ビタミンD	0.1μg	カルシウム	31mg

ビーンズサラダ
(ひよこ豆30g、グリーンピース15g、いんげん豆10g ※ドレッシング含まず)

総タンパク質量 **5.2g**
- 動物性 0.0g
- 植物性 5.2g
- 調味料 0.0g

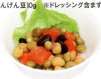

エネルギー	88kcal	糖質	8.5g
ビタミンD	0.0μg	カルシウム	27mg

豆腐とわかめのみそ汁
（絹ごし豆腐25g、みそ9.7g、だし汁150g）

総タンパク質量 **2.7g**
動物性 0.0g
植物性 1.3g
調味料 1.4g

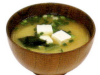

エネルギー	35kcal	糖質	2.2g
ビタミンD	0.0μg	カルシウム	33mg

野菜のみそ汁
（みそ9.7g、えのきだけ10g、ほうれん草10g）

総タンパク質量 **2.2g**
動物性 0.0g
植物性 0.8g
調味料 1.4g

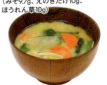

エネルギー	37kcal	糖質	4.2g
ビタミンD	0.1μg	カルシウム	33mg

なめこのみそ汁
（みそ9.7g、だし汁150g、なめこ10g）

総タンパク質量 **1.9g**
動物性 0.0g
植物性 0.2g
調味料 1.7g

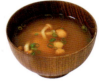

エネルギー	24kcal	糖質	2.3g
ビタミンD	0.0μg	カルシウム	16mg

あさりのみそ汁
（みそ9.7g、あさり20g、だし汁150g）

総タンパク質量 **2.6g**
動物性 1.2g
植物性 0.0g
調味料 1.4g

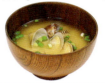

エネルギー	27kcal	糖質	1.8g
ビタミンD	0.0μg	カルシウム	29mg

豚汁
（豚もも肉20g、油揚げ5g、みそ9.7g）

総タンパク質量 **7.8g**
動物性 4.4g
植物性 1.7g
調味料 1.7g

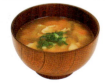

エネルギー	92kcal	糖質	5.4g
ビタミンD	0.0μg	カルシウム	49mg

じゃがいものみそ汁
（みそ9.7g、油揚げ5g、じゃがいも40g）

総タンパク質量 **3.2g**
動物性 0.0g
植物性 1.8g
調味料 1.4g

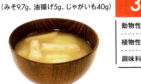

エネルギー	71kcal	糖質	8.1g
ビタミンD	0.0μg	カルシウム	31mg

かき玉汁
（卵25g、だし汁150g、薄口しょうゆ1.5g）

総タンパク質量 **3.6g**
動物性 3.1g
植物性 0.0g
調味料 0.5g

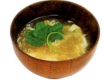

エネルギー	47kcal	糖質	1.9g
ビタミンD	0.5μg	カルシウム	19mg

つみれ汁
（つみれ50g、だし汁150g、薄口しょうゆ1.5g）

総タンパク質量 **6.6g**
動物性 6.0g
植物性 0.0g
調味料 0.5g

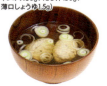

エネルギー	61kcal	糖質	3.9g
ビタミンD	2.5μg	カルシウム	36mg

*「Tr」とは微量を示しています。

中華スープ
(豚ひき肉20g、鶏がらスープ150g、しいたけ12g)

総タンパク質量 5.7g
- 動物性 3.5g
- 植物性 0.5g
- 調味料 1.7g

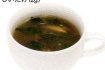

| エネルギー 69kcal | 糖質 0.4g |
| ビタミンD 0.1μg | カルシウム 7mg |

中華風コーンスープ
(卵白18g、中華スープ150g、クリームコーン缶60g)

総タンパク質量 4.2g
- 動物性 1.9g
- 植物性 1.1g
- 調味料 1.2g

| エネルギー 67kcal | 糖質 11.1g |
| ビタミンD 0.0μg | カルシウム 7mg |

コーンポタージュ
(牛乳150g、クリームコーン缶50g、コンソメスープの素1g)

総タンパク質量 5.9g
- 動物性 5.0g
- 植物性 0.9g
- 調味料 0.1g

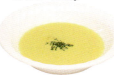

| エネルギー 145kcal | 糖質 16.0g |
| ビタミンD 0.5μg | カルシウム 167mg |

じゃがいものポタージュ
(牛乳70g、コンソメスープ70g、生クリーム10.5g)

総タンパク質量 4.6g
- 動物性 3.0g
- 植物性 0.7g
- 調味料 0.9g

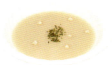

| エネルギー 148kcal | 糖質 9.9g |
| ビタミンD 0.2μg | カルシウム 89mg |

クラムチャウダー
(牛乳75g、あさり30g、ベーコン10g)

総タンパク質量 6.8g
- 動物性 5.6g
- 植物性 1.1g
- 調味料 0.1g

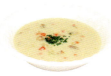

| エネルギー 195kcal | 糖質 14.4g |
| ビタミンD 0.3μg | カルシウム 114mg |

ミネストローネ
(マカロニ20g、ベーコン5g、トマト缶60g)

総タンパク質量 3.3g
- 動物性 0.7g
- 植物性 2.5g
- 調味料 0.2g

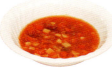

| エネルギー 116kcal | 糖質 15.0g |
| ビタミンD 0.0μg | カルシウム 23mg |

コンソメスープ
(コンソメスープの素2.7g、玉ねぎ10g、にんじん10g)

総タンパク質量 0.4g
- 動物性 0.0g
- 植物性 0.2g
- 調味料 0.2g

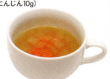

| エネルギー 14kcal | 糖質 2.5g |
| ビタミンD Tr | カルシウム 5mg |

COLUMN
みそ汁やスープはタンパク質の補給に最適なメニュー

朝は、おかずを何種類も作る時間がない日も多いはず。それなら、みそ汁やスープを具だくさんにして、タンパク質量をアップ。肉やつみれ、豆腐、油揚げ、卵などのタンパク源をプラスしましょう。

●朝食 / 主食 / おかず&汁物 / 乳製品&ドリンク

乳製品＆ドリンク

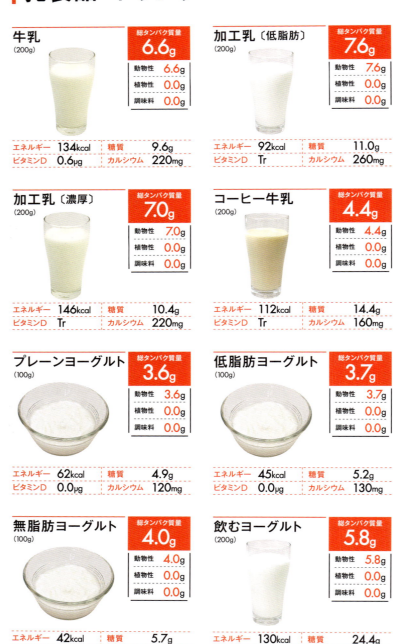

牛乳 (200g)
総タンパク質量 **6.6g**
- 動物性 6.6g
- 植物性 0.0g
- 調味料 0.0g

エネルギー 134kcal ／ 糖質 9.6g
ビタミンD 0.6μg ／ カルシウム 220mg

加工乳〔低脂肪〕(200g)
総タンパク質量 **7.6g**
- 動物性 7.6g
- 植物性 0.0g
- 調味料 0.0g

エネルギー 92kcal ／ 糖質 11.0g
ビタミンD Tr ／ カルシウム 260mg

加工乳〔濃厚〕(200g)
総タンパク質量 **7.0g**
- 動物性 7.0g
- 植物性 0.0g
- 調味料 0.0g

エネルギー 146kcal ／ 糖質 10.4g
ビタミンD Tr ／ カルシウム 220mg

コーヒー牛乳 (200g)
総タンパク質量 **4.4g**
- 動物性 4.4g
- 植物性 0.0g
- 調味料 0.0g

エネルギー 112kcal ／ 糖質 14.4g
ビタミンD Tr ／ カルシウム 160mg

プレーンヨーグルト (100g)
総タンパク質量 **3.6g**
- 動物性 3.6g
- 植物性 0.0g
- 調味料 0.0g

エネルギー 62kcal ／ 糖質 4.9g
ビタミンD 0.0μg ／ カルシウム 120mg

低脂肪ヨーグルト (100g)
総タンパク質量 **3.7g**
- 動物性 3.7g
- 植物性 0.0g
- 調味料 0.0g

エネルギー 45kcal ／ 糖質 5.2g
ビタミンD 0.0μg ／ カルシウム 130mg

無脂肪ヨーグルト (100g)
総タンパク質量 **4.0g**
- 動物性 4.0g
- 植物性 0.0g
- 調味料 0.0g

エネルギー 42kcal ／ 糖質 5.7g
ビタミンD 0.0μg ／ カルシウム 140mg

飲むヨーグルト (200g)
総タンパク質量 **5.8g**
- 動物性 5.8g
- 植物性 0.0g
- 調味料 0.0g

エネルギー 130kcal ／ 糖質 24.4g
ビタミンD Tr ／ カルシウム 220mg

* 「Tr」とは微量を示しています。

朝食

プロセスチーズ
(25g)

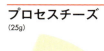

総タンパク質量 **5.7g**
- 動物性 5.7g
- 植物性 0.0g
- 調味料 0.0g

エネルギー	85kcal	糖質	0.3g
ビタミンD	Tr	カルシウム	158mg

クリームチーズ
(15g)

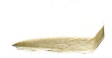

総タンパク質量 **1.2g**
- 動物性 1.2g
- 植物性 0.0g
- 調味料 0.0g

エネルギー	52kcal	糖質	0.3g
ビタミンD	0.0μg	カルシウム	11mg

カマンベールチーズ
(15g)

総タンパク質量 **2.9g**
- 動物性 2.9g
- 植物性 0.0g
- 調味料 0.0g

エネルギー	47kcal	糖質	0.1g
ビタミンD	0.0μg	カルシウム	69mg

パルメザンチーズ
(6g)

総タンパク質量 **2.6g**
- 動物性 2.6g
- 植物性 0.0g
- 調味料 0.0g

エネルギー	29kcal	糖質	0.1g
ビタミンD	0.0μg	カルシウム	78mg

主食

豆乳〔成分無調整〕
(200g)

総タンパク質量 **7.2g**
- 動物性 0.0g
- 植物性 7.2g
- 調味料 0.0g

エネルギー	92kcal	糖質	5.8g
ビタミンD	0.0μg	カルシウム	30mg

調整豆乳
(200g)

総タンパク質量 **6.4g**
- 動物性 0.0g
- 植物性 6.4g
- 調味料 0.0g

エネルギー	128kcal	糖質	9.0g
ビタミンD	0.0μg	カルシウム	62mg

おかず&汁物

トマトジュース〔無塩〕
(200g)

総タンパク質量 **1.4g**
- 動物性 0.0g
- 植物性 1.4g
- 調味料 0.0g

エネルギー	34kcal	糖質	6.6g
ビタミンD	0.0μg	カルシウム	12mg

にんじんジュース〔無塩〕
(100g)

総タンパク質量 **1.2g**
- 動物性 0.0g
- 植物性 1.2g
- 調味料 0.0g

エネルギー	45kcal	糖質	10.1g
ビタミンD	0.0μg	カルシウム	21mg

乳製品&ドリンク

コンビニや外食のランチで
タンパク質アップ！

昼食

タンパク質量＆
栄養データ表

コンビニやファストフード、
ファミレスなどの
利用が多くなりがちな昼食。
さまざまな食品の
タンパク質量を意識して、
効率的に摂取しましょう。

コンビニメニュー

おにぎり〔高菜〕
(ご飯100g、のり1g、高菜漬け10g)

総タンパク質量 **3.2g**

動物性 0.0g
植物性 3.2g
調味料 0.0g

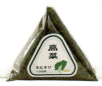

エネルギー	173kcal	糖質	37.0g
ビタミンD	0.0μg	カルシウム	21mg

おにぎり〔明太子〕
(ご飯100g、辛子明太子10g、のり1g)

総タンパク質量 **5.0g**

動物性 2.1g
植物性 2.9g
調味料 0.0g

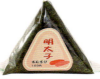

エネルギー	182kcal	糖質	37.1g
ビタミンD	0.1μg	カルシウム	8mg

おにぎり〔おかか〕
(ご飯100g、かつお節佃煮3g、のり1g)

総タンパク質量 **3.5g**

動物性 0.6g
植物性 2.9g
調味料 0.0g

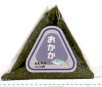

エネルギー	177kcal	糖質	37.8g
ビタミンD	0.2μg	カルシウム	7mg

おにぎり〔えびマヨ〕
(ご飯100g、えび10g、のり1g)

総タンパク質量 **4.9g**

動物性 1.9g
植物性 2.9g
調味料 0.1g

エネルギー	202kcal	糖質	36.9g
ビタミンD	0.0μg	カルシウム	12mg

おにぎり〔梅干し〕
(ご飯100g、のり1g、梅干し10g)

総タンパク質量 **3.1g**

動物性 0.0g
植物性 3.1g
調味料 0.0g

エネルギー	179kcal	糖質	38.8g
ビタミンD	0.0μg	カルシウム	8mg

おにぎり〔昆布〕
(ご飯100g、昆布佃煮8g、のり1g)

総タンパク質量 **3.4g**

動物性 0.0g
植物性 3.4g
調味料 0.0g

エネルギー	183kcal	糖質	39.0g
ビタミンD	0.0μg	カルシウム	18mg

おにぎり〔ツナマヨ〕
(ご飯100g、ツナ10g、のり1g)

総タンパク質量 **4.8g**

動物性 1.8g
植物性 2.9g
調味料 0.1g

エネルギー	213kcal	糖質	36.9g
ビタミンD	0.2μg	カルシウム	7mg

おにぎり〔鮭〕
(鮭10g、ご飯100g、のり1g)

総タンパク質量 **5.9g**

動物性 2.9g
植物性 3.0g
調味料 0.0g

エネルギー	188kcal	糖質	36.9g
ビタミンD	3.9μg	カルシウム	10mg

おにぎり〔鶏五目〕
(ご飯80g、鶏もも肉10g、のり1g)

総タンパク質量 4.6g
- 動物性 1.9g
- 植物性 2.6g
- 調味料 0.1g

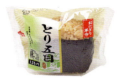

エネルギー	145kcal	糖質	27.7g
ビタミンD	0.0μg	カルシウム	9mg

いなり寿司〔3個〕
(油揚げ45g、ご飯90g、しょうゆ5.4g)

総タンパク質量 13.7g
- 動物性 0.0g
- 植物性 13.1g
- 調味料 0.6g

エネルギー	392kcal	糖質	44.2g
ビタミンD	0.0μg	カルシウム	166mg

サンドイッチ〔ハム〕
(ハム40g、食パン40g、レタス20g)

総タンパク質量 10.6g
- 動物性 ・・・
- 植物性 ・・・
- 調味料 ・・・

エネルギー	236kcal	糖質	18.7g
ビタミンD	0.3μg	カルシウム	21mg

サンドイッチ〔卵〕
(卵50g、食パン40g、マヨネーズ10g)

総タンパク質量 10.5g
- 動物性 ・・・
- 植物性 ・・・
- 調味料 ・・・

エネルギー	270kcal	糖質	18.1g
ビタミンD	1.0μg	カルシウム	40mg

サンドイッチ〔ツナ〕
(ツナ40g、食パン40g、マヨネーズ10g)

総タンパク質量 11.2g
- 動物性 ・・・
- 植物性 ・・・
- 調味料 ・・・

エネルギー	303kcal	糖質	18.2g
ビタミンD	0.9μg	カルシウム	18mg

サンドイッチ〔チーズ〕
(チーズ18g、食パン40g、ハム15g)

総タンパク質量 10.5g
- 動物性 ・・・
- 植物性 ・・・
- 調味料 ・・・

エネルギー	248kcal	糖質	18.6g
ビタミンD	0.1μg	カルシウム	132mg

カツサンド
(豚ヒレ肉25g、食パン40g、パン粉3.8g)

総タンパク質量 10.5g
- 動物性 ・・・
- 植物性 ・・・
- 調味料 ・・・

エネルギー	223kcal	糖質	22.9g
ビタミンD	0.1μg	カルシウム	27mg

COLUMN

ハンバーガーやサンドイッチには牛乳や豆乳をプラス

ハンバーグやチーズ、卵やハムなどの具材をはさんだ、ハンバーガーやサンドイッチのタンパク質量はそれほど多くないもの。飲み物は、ジュースではなく牛乳や豆乳にして、タンパク質量をアップ。

*「・・・」とは数値不明ということを示しています。

●昼食 / コンビニメニュー / 丼 / ファミレスメニュー / うどん・そば / ラーメン・チャーハン / 定食

ハンバーガー
(バンズ50g、牛ひき肉13g、豚ひき肉5.5g)

総タンパク質量 **9.5g**
- 動物性 ・・・
- 植物性 ・・・
- 調味料 ・・・

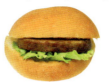

エネルギー	265kcal	糖質	29.8g
ビタミンD	0.1μg	カルシウム	42mg

チーズバーガー
(バンズ50g、チーズ10g、牛ひき肉13g)

総タンパク質量 **11.8g**
- 動物性 ・・・
- 植物性 ・・・
- 調味料 ・・・

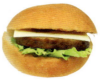

エネルギー	299kcal	糖質	29.9g
ビタミンD	0.1μg	カルシウム	105mg

ベーコンレタスバーガー
(バンズ50g、牛ひき肉13g、ベーコン10g)

総タンパク質量 **11.0g**
- 動物性 ・・・
- 植物性 ・・・
- 調味料 ・・・

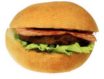

エネルギー	362kcal	糖質	27.7g
ビタミンD	0.3μg	カルシウム	43mg

フィッシュバーガー
(たら45g、バンズ50g、卵7.2g)

総タンパク質量 **15.0g**
- 動物性 ・・・
- 植物性 ・・・
- 調味料 ・・・

エネルギー	711kcal	糖質	28.1g
ビタミンD	0.7μg	カルシウム	49mg

チキンバーガー
(鶏もも肉50g、バンズ50g、パン粉7.5g)

総タンパク質量 **16.8g**
- 動物性 ・・・
- 植物性 ・・・
- 調味料 ・・・

エネルギー	399kcal	糖質	30.3g
ビタミンD	0.3μg	カルシウム	41mg

てりやきバーガー
(バンズ50g、牛ひき肉13g、豚ひき肉5.5g)

総タンパク質量 **9.8g**
- 動物性 ・・・
- 植物性 ・・・
- 調味料 ・・・

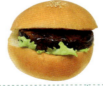

エネルギー	382kcal	糖質	27.6g
ビタミンD	0.3μg	カルシウム	39mg

あんまん
(110g)

総タンパク質量 **6.7g**
- 動物性 ・・・
- 植物性 ・・・
- 調味料 ・・・

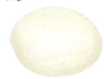

エネルギー	308kcal	糖質	53.3g
ビタミンD	0.0μg	カルシウム	57mg

肉まん
(110g)

総タンパク質量 **11.0g**
- 動物性 ・・・
- 植物性 ・・・
- 調味料 ・・・

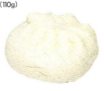

エネルギー	286kcal	糖質	44.4g
ビタミンD	0.1μg	カルシウム	31mg

ホットドッグ
（コッペパン60g、ウインナー30g、レタス10g）

総タンパク質量 9.1g
- 動物性 ・・・
- 植物性 ・・・
- 調味料 ・・・

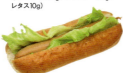

エネルギー	262kcal	糖質	29.3g
ビタミンD	0.1μg	カルシウム	26mg

ウインナーパン
（ウインナー35g、強力粉33g、卵5g）

総タンパク質量 10.3g
- 動物性 5.7g
- 植物性 4.1g
- 調味料 0.6g

エネルギー	372kcal	糖質	28.4g
ビタミンD	0.4μg	カルシウム	32mg

焼きそばパン
（コッペパン40g、蒸し中華麺40g、豚バラ肉8g）

総タンパク質量 6.9g
- 動物性 ・・・
- 植物性 ・・・
- 調味料 ・・・

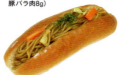

エネルギー	263kcal	糖質	35.8g
ビタミンD	0.0μg	カルシウム	30mg

カレーパン
（強力粉33g、パン粉10g、牛ひき肉8.5g）

総タンパク質量 9.1g
- 動物性 2.5g
- 植物性 6.1g
- 調味料 0.4g

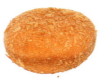

エネルギー	401kcal	糖質	36.8g
ビタミンD	0.1μg	カルシウム	39mg

アメリカンドッグ
（ウインナー30g、薄力粉20g、卵5g）

総タンパク質量 6.5g
- 動物性 4.9g
- 植物性 1.7g
- 調味料 0.0g

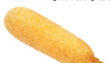

エネルギー	283kcal	糖質	22.3g
ビタミンD	0.3μg	カルシウム	43mg

チキンナゲット〔5個〕
（鶏ひき肉100g、卵12.5g、薄力粉6g）

総タンパク質量 19.8g
- 動物性 19.0g
- 植物性 0.6g
- 調味料 0.1g

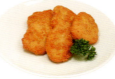

エネルギー	245kcal	糖質	5.5g
ビタミンD	0.3μg	カルシウム	19mg

フライドチキン
（鶏手羽50g、しょうゆ1.3g）

総タンパク質量 9.0g
- 動物性 8.9g
- 植物性 0.0g
- 調味料 0.1g

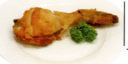

エネルギー	120kcal	糖質	2.2g
ビタミンD	0.2μg	カルシウム	8mg

フランクフルト
（50g）

総タンパク質量 6.4g
- 動物性 6.4g
- 植物性 0.0g
- 調味料 0.0g

エネルギー	158kcal	糖質	3.1g
ビタミンD	0.2μg	カルシウム	6mg

*「・・・」とは数値不明ということを示しています。

ごぼうサラダ
（ごぼう65g、マヨネーズ8.3g、しょうゆ2.1g）

総タンパク質量 **1.9g**
- 動物性 0.0g
- 植物性 1.5g
- 調味料 0.4g

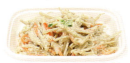

エネルギー	109kcal	糖質	7.6g
ビタミンD	0.1μg	カルシウム	45mg

海藻サラダ
（しらす干し3g、カットわかめ1.5g、大根50g ※ドレッシング含まず）

総タンパク質量 **1.5g**
- 動物性 0.7g
- 植物性 0.8g
- 調味料 0.0g

エネルギー	20kcal	糖質	2.3g
ビタミンD	1.4μg	カルシウム	41mg

ポテトサラダ
（ハム10g、じゃがいも70g、マヨネーズ12.7g）

総タンパク質量 **3.4g**
- 動物性 1.7g
- 植物性 1.4g
- 調味料 0.4g

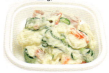

エネルギー	164kcal	糖質	12.8g
ビタミンD	0.2μg	カルシウム	12mg

マカロニサラダ
（マカロニ40g、マヨネーズ12g、にんじん15g）

総タンパク質量 **2.8g**
- 動物性 0.0g
- 植物性 2.4g
- 調味料 0.3g

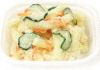

エネルギー	154kcal	糖質	13.6g
ビタミンD	0.1μg	カルシウム	14mg

きんぴらごぼう
（ごぼう52g、しょうゆ7.8g、ごま1.3g）

総タンパク質量 **2.1g**
- 動物性 0.0g
- 植物性 1.5g
- 調味料 0.6g

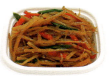

エネルギー	92kcal	糖質	9.6g
ビタミンD	0.0μg	カルシウム	50mg

春雨の酢の物
（ハム10g、卵10g、しょうゆ2.5g）

総タンパク質量 **3.4g**
- 動物性 2.9g
- 植物性 0.3g
- 調味料 0.2g

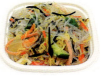

エネルギー	64kcal	糖質	6.2g
ビタミンD	0.2μg	カルシウム	17mg

卯の花
（おから40g、しょうゆ4.2g、ごぼう5g）

総タンパク質量 **3.0g**
- 動物性 0.0g
- 植物性 2.6g
- 調味料 0.4g

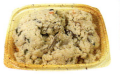

エネルギー	81kcal	糖質	6.4g
ビタミンD	0.0μg	カルシウム	43mg

大豆五目煮
（大豆30g、しょうゆ6g、ごぼう10g）

総タンパク質量 **5.3g**
- 動物性 0.0g
- 植物性 4.8g
- 調味料 0.6g

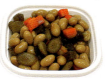

エネルギー	85kcal	糖質	7.1g
ビタミンD	0.0μg	カルシウム	42mg

丼

親子丼
(鶏もも肉60g、ご飯250g、卵50g)

総タンパク質量 **24.6g**
- 動物性 16.1g
- 植物性 6.8g
- 調味料 1.6g

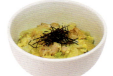

エネルギー	702kcal	糖質	105.9g
ビタミンD	1.1μg	カルシウム	54mg

カツ丼
(豚ロース肉80g、ご飯250g、卵56.4g)

総タンパク質量 **32.5g**
- 動物性 21.6g
- 植物性 9.2g
- 調味料 1.8g

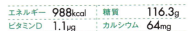

エネルギー	988kcal	糖質	116.3g
ビタミンD	1.1μg	カルシウム	64mg

牛丼
(牛肩ロース肉70g、ご飯250g、しょうゆ24g)

総タンパク質量 **20.0g**
- 動物性 11.3g
- 植物性 6.8g
- 調味料 1.9g

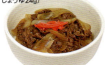

エネルギー	770kcal	糖質	110.8g
ビタミンD	0.1μg	カルシウム	32mg

天丼
(えび40g、ご飯250g、きす20g)

総タンパク質量 **22.1g**
- 動物性 12.2g
- 植物性 7.9g
- 調味料 2.0g

エネルギー	771kcal	糖質	119.9g
ビタミンD	0.3μg	カルシウム	65mg

豚丼
(豚バラ肉70g、ご飯250g、しょうゆ8.2g)

総タンパク質量 **16.6g**
- 動物性 9.4g
- 植物性 6.6g
- 調味料 0.7g

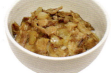

エネルギー	791kcal	糖質	98.9g
ビタミンD	0.1μg	カルシウム	19mg

玉子丼
(ご飯250g、卵50g、しょうゆ18g)

総タンパク質量 **14.6g**
- 動物性 6.2g
- 植物性 6.8g
- 調味料 1.6g

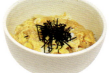

エネルギー	580kcal	糖質	105.9g
ビタミンD	0.9μg	カルシウム	51mg

天津丼
(卵75g、ご飯250g、かに缶25g)

総タンパク質量 **21.1g**
- 動物性 13.3g
- 植物性 7.2g
- 調味料 0.7g

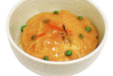

エネルギー	701kcal	糖質	97.4g
ビタミンD	1.4μg	カルシウム	74mg

海鮮丼
(かんぱち40g、ご飯250g、いか30g)

総タンパク質量 **23.9g**
- 動物性 16.7g
- 植物性 6.5g
- 調味料 0.7g

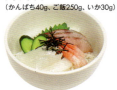

エネルギー	540kcal	糖質	97.1g
ビタミンD	1.7μg	カルシウム	32mg

● 昼食

そぼろ丼
(鶏ひき肉40g、ご飯250g、卵50g)

総タンパク質量 **20.3g**
- 動物性 13.2g
- 植物性 6.6g
- 調味料 0.5g

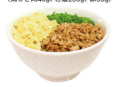

エネルギー	617kcal	糖質	99.5g
ビタミンD	0.9μg	カルシウム	50mg

うな丼
(うなぎの蒲焼き160g、ご飯250g、しょうゆ24g)

総タンパク質量 **44.9g**
- 動物性 36.8g
- 植物性 6.3g
- 調味料 1.9g

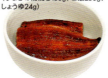

エネルギー	943kcal	糖質	107.9g
ビタミンD	30.4μg	カルシウム	255mg

かき揚げ丼
(ご飯250g、しばえび15g、しょうゆ24g)

総タンパク質量 **14.2g**
- 動物性 3.8g
- 植物性 8.3g
- 調味料 2.0g

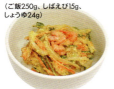

エネルギー	734kcal	糖質	118.0g
ビタミンD	0.1μg	カルシウム	52mg

牛カルビ丼
(牛バラ肉90g、ご飯250g、しょうゆ8.2g)

総タンパク質量 **20.7g**
- 動物性 13.0g
- 植物性 7.0g
- 調味料 0.7g

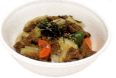

エネルギー	881kcal	糖質	100.3g
ビタミンD	0.4μg	カルシウム	30mg

中華丼
(ご飯250g、いか25g、豚バラ肉20g)

総タンパク質量 **17.9g**
- 動物性 10.3g
- 植物性 7.1g
- 調味料 0.5g

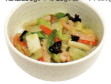

エネルギー	697kcal	糖質	104.1g
ビタミンD	0.8μg	カルシウム	60mg

麻婆丼
(豚ひき肉40g、木綿豆腐100g、ご飯250g)

総タンパク質量 **21.4g**
- 動物性 7.1g
- 植物性 13.1g
- 調味料 1.2g

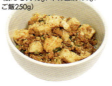

エネルギー	668kcal	糖質	97.2g
ビタミンD	0.2μg	カルシウム	112mg

ねぎとろ丼
(まぐろ赤身80g、ご飯250g、しょうゆ9g)

総タンパク質量 **28.2g**
- 動物性 21.1g
- 植物性 6.3g
- 調味料 0.7g

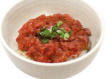

エネルギー	549kcal	糖質	97.0g
ビタミンD	4.0μg	カルシウム	17mg

白えび丼
(ご飯250g、えび30g、薄力粉4.3g)

総タンパク質量 **12.9g**
- 動物性 5.8g
- 植物性 6.6g
- 調味料 0.4g

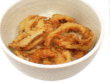

エネルギー	513kcal	糖質	97.8g
ビタミンD	0.0μg	カルシウム	32mg

コンビニメニュー | 丼 | ファミレスメニュー | うどん・そば | ラーメン・チャーハン | 定食

ファミレスメニュー

トマトソースパスタ
（スパゲッティ250g、トマト缶100g、玉ねぎ25g）

総タンパク質量 **14.8g**
- 動物性 0.0g
- 植物性 14.8g
- 調味料 0.0g

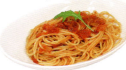

エネルギー	500kcal	糖質	81.2g
ビタミンD	0.0μg	カルシウム	35mg

ミートスパゲッティ
（スパゲッティ250g、牛ひき肉50g、トマト缶200g）

総タンパク質量 **24.5g**
- 動物性 8.6g
- 植物性 15.7g
- 調味料 0.2g

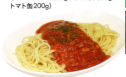

エネルギー	679kcal	糖質	86.2g
ビタミンD	0.1μg	カルシウム	57mg

ナポリタン
（スパゲッティ250g、ウインナー30g、マッシュルーム15g）

総タンパク質量 **18.9g**
- 動物性 4.0g
- 植物性 14.4g
- 調味料 0.5g

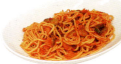

エネルギー	683kcal	糖質	86.8g
ビタミンD	0.2μg	カルシウム	36mg

和風きのこパスタ
（スパゲッティ250g、しめじ30g、しょうゆ9g）

総タンパク質量 **16.7g**
- 動物性 0.0g
- 植物性 15.9g
- 調味料 0.7g

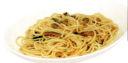

エネルギー	601kcal	糖質	78.8g
ビタミンD	1.7μg	カルシウム	29mg

ボンゴレ・ビアンコ
（スパゲッティ250g、あさり60g、にんにく2.5g）

総タンパク質量 **17.4g**
- 動物性 3.6g
- 植物性 13.7g
- 調味料 0.1g

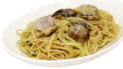

エネルギー	603kcal	糖質	78.0g
ビタミンD	0.0μg	カルシウム	66mg

カルボナーラ
（スパゲッティ250g、パルメザンチーズ12.5g、ベーコン30g）

総タンパク質量 **27.5g**
- 動物性 14.0g
- 植物性 13.5g
- 調味料 0.1g

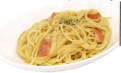

エネルギー	856kcal	糖質	77.2g
ビタミンD	1.0μg	カルシウム	217mg

たらこクリームパスタ
（スパゲッティ250g、たらこ35g、生クリーム70g）

総タンパク質量 **29.0g**
- 動物性 15.5g
- 植物性 13.5g
- 調味料 0.0g

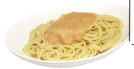

エネルギー	783kcal	糖質	81.2g
ビタミンD	0.8μg	カルシウム	129mg

サーモンのクリームパスタ
（鮭50g、スパゲッティ250g、牛乳120g）

総タンパク質量 **34.2g**
- 動物性 18.5g
- 植物性 15.3g
- 調味料 0.4g

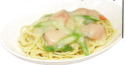

エネルギー	685kcal	糖質	90.5g
ビタミンD	20.1μg	カルシウム	182mg

● 昼食

ペスカトーレ
(スパゲッティ250g、いか30g、えび15g)

総タンパク質量 23.9g
- 動物性 9.1g
- 植物性 14.8g
- 調味料 0.0g

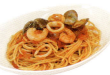

エネルギー	647kcal	糖質	81.3g
ビタミンD	0.1μg	カルシウム	57mg

冷製トマトソースパスタ
(スパゲッティ250g、トマト缶100g、マッシュルーム缶10g)

総タンパク質量 15.2g
- 動物性 0.0g
- 植物性 15.2g
- 調味料 0.0g

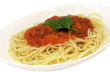

エネルギー	496kcal	糖質	81.2g
ビタミンD	0.0μg	カルシウム	36mg

たらこ和風パスタ
(たらこ80g、スパゲッティ250g、しょうゆ9g)

総タンパク質量 33.6g
- 動物性 19.2g
- 植物性 13.6g
- 調味料 0.8g

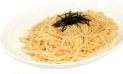

エネルギー	648kcal	糖質	77.8g
ビタミンD	1.4μg	カルシウム	44mg

ペペロンチーノ
(スパゲッティ250g、にんにく2.5g、赤唐辛子0.3g)

総タンパク質量 13.7g
- 動物性 0.0g
- 植物性 13.7g
- 調味料 0.0g

エネルギー	509kcal	糖質	76.3g
ビタミンD	0.0μg	カルシウム	21mg

ハンバーグセット
(牛ひき肉70g、豚ひき肉30g、卵10g)

総タンパク質量 22.8g
- 動物性 19.2g
- 植物性 3.7g
- 調味料 0.0g

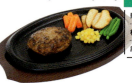

エネルギー	573kcal	糖質	26.5g
ビタミンD	0.4μg	カルシウム	60mg

ステーキセット
(牛サーロイン肉130g、フライドポテト40g、コーン20g)

総タンパク質量 23.7g
- 動物性 21.5g
- 植物性 2.3g
- 調味料 0.0g

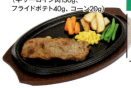

エネルギー	615kcal	糖質	19.1g
ビタミンD	0.0μg	カルシウム	23mg

ドリア
(鶏もも肉50g、ご飯200g、パルメザンチーズ10g)

総タンパク質量 26.2g
- 動物性 19.7g
- 植物性 6.2g
- 調味料 0.3g

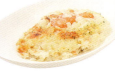

エネルギー	673kcal	糖質	84.5g
ビタミンD	0.6μg	カルシウム	273mg

ミートソースドリア
(牛ひき肉40g、ご飯200g、チーズ20g)

総タンパク質量 18.9g
- 動物性 11.8g
- 植物性 6.9g
- 調味料 0.2g

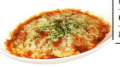

エネルギー	624kcal	糖質	82.5g
ビタミンD	0.1μg	カルシウム	174mg

コンビニメニュー | 丼 | ファミレスメニュー | うどん・そば | ラーメン・チャーハン | 定食

野菜カレー
(ご飯200g、カレールウ20g、じゃがいも40g)

総タンパク質量 8.6g
- 動物性 0.0g
- 植物性 7.3g
- 調味料 1.3g

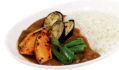

エネルギー	618kcal	糖質	99.4g
ビタミンD	0.0μg	カルシウム	54mg

シーフードカレー
(ご飯230g、ほたて30g、えび20g)

総タンパク質量 21.0g
- 動物性 12.5g
- 植物性 7.2g
- 調味料 1.3g

エネルギー	632kcal	糖質	105.6g
ビタミンD	0.1μg	カルシウム	67mg

ポークカレー
(豚肩ロース肉60g、ご飯230g、カレールウ20g)

総タンパク質量 19.1g
- 動物性 10.6g
- 植物性 7.2g
- 調味料 1.3g

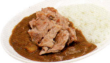

エネルギー	733kcal	糖質	104.9g
ビタミンD	0.0μg	カルシウム	46mg

チキンカレー
(鶏手羽60g、ご飯230g、カレールウ20g)

総タンパク質量 19.1g
- 動物性 10.7g
- 植物性 7.2g
- 調味料 1.3g

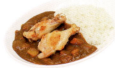

エネルギー	695kcal	糖質	104.9g
ビタミンD	0.2μg	カルシウム	52mg

オムライス
(卵75g、ご飯200g、鶏もも肉30g)

総タンパク質量 20.6g
- 動物性 14.2g
- 植物性 5.7g
- 調味料 0.7g

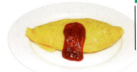

エネルギー	696kcal	糖質	87.0g
ビタミンD	1.5μg	カルシウム	62mg

オムハヤシ
(卵75g、ご飯200g、牛肩ロース肉30g)

総タンパク質量 21.5g
- 動物性 14.1g
- 植物性 5.9g
- 調味料 1.5g

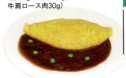

エネルギー	820kcal	糖質	92.0g
ビタミンD	1.4μg	カルシウム	68mg

ハヤシライス
(牛肩ロース肉60g、ご飯230g、ハヤシルウ20g)

総タンパク質量 17.6g
- 動物性 9.7g
- 植物性 6.7g
- 調味料 1.2g

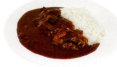

エネルギー	714kcal	糖質	98.1g
ビタミンD	0.1μg	カルシウム	29mg

リゾット
(白米50g、パルメザンチーズ5g、トマト缶50g)

総タンパク質量 6.7g
- 動物性 2.2g
- 植物性 4.4g
- 調味料 0.1g

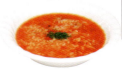

エネルギー	316kcal	糖質	43.7g
ビタミンD	0.1μg	カルシウム	83mg

うどん・そば

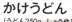

かけうどん
（うどん250g、しょうゆ16.6g、かまぼこ10g）

総タンパク質量 **9.9g**
- 動物性 1.2g
- 植物性 6.6g
- 調味料 2.1g

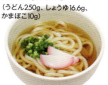

エネルギー	307kcal	糖質	58.5g
ビタミンD	0.2μg	カルシウム	36mg

きつねうどん
（うどん250g、油揚げ20g、しょうゆ19g）

総タンパク質量 **14.9g**
- 動物性 1.2g
- 植物性 11.3g
- 調味料 2.4g

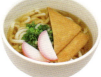

エネルギー	406kcal	糖質	62.6g
ビタミンD	0.2μg	カルシウム	99mg

月見うどん
（うどん250g、卵50g、しょうゆ16.6g）

総タンパク質量 **16.1g**
- 動物性 7.4g
- 植物性 6.6g
- 調味料 2.1g

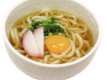

エネルギー	382kcal	糖質	58.6g
ビタミンD	1.1μg	カルシウム	61mg

山菜うどん
（うどん250g、しょうゆ16.6g、かまぼこ10g）

総タンパク質量 **10.6g**
- 動物性 1.2g
- 植物性 7.2g
- 調味料 2.1g

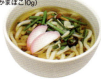

エネルギー	313kcal	糖質	58.8g
ビタミンD	0.2μg	カルシウム	35mg

肉うどん
（うどん250g、牛バラ肉50g、しょうゆ21.5g）

総タンパク質量 **16.8g**
- 動物性 7.6g
- 植物性 6.6g
- 調味料 2.6g

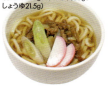

エネルギー	543kcal	糖質	63.2g
ビタミンD	0.2μg	カルシウム	38mg

天ぷらうどん
（うどん250g、えび20g、しょうゆ16.6g）

総タンパク質量 **14.1g**
- 動物性 5.1g
- 植物性 6.9g
- 調味料 2.1g

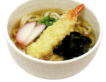

エネルギー	359kcal	糖質	60.8g
ビタミンD	0.2μg	カルシウム	51mg

わかめうどん
（うどん250g、しょうゆ16.6g、かまぼこ10g）

総タンパク質量 **10.1g**
- 動物性 1.2g
- 植物性 6.8g
- 調味料 2.1g

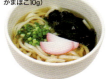

エネルギー	308kcal	糖質	58.5g
ビタミンD	0.2μg	カルシウム	44mg

煮込みうどん
（うどん250g、鶏むね肉30g、さつま揚げ20g）

総タンパク質量 **17.6g**
- 動物性 8.9g
- 植物性 7.0g
- 調味料 1.7g

エネルギー	387kcal	糖質	63.4g
ビタミンD	0.3μg	カルシウム	48mg

焼きうどん
(うどん250g、豚バラ肉30g、しょうゆ6g)

総タンパク質量 **11.8g**
- 動物性 4.3g
- 植物性 7.0g
- 調味料 0.5g

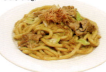

- エネルギー 560kcal
- 糖質 54.6g
- ビタミンD 0.0μg
- カルシウム 34mg

サラダうどん〔めんつゆ〕
(うどん250g、鶏もも肉20g、卵25g)

総タンパク質量 **17.8g**
- 動物性 8.3g
- 植物性 7.3g
- 調味料 2.2g

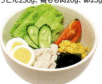

- エネルギー 396kcal
- 糖質 64.4g
- ビタミンD 0.5μg
- カルシウム 49mg

かけそば
(そば170g、しょうゆ16.6g、かまぼこ10g)

総タンパク質量 **11.6g**
- 動物性 1.2g
- 植物性 8.3g
- 調味料 2.1g

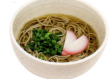

- エネルギー 268kcal
- 糖質 47.3g
- ビタミンD 0.2μg
- カルシウム 36mg

きつねそば
(そば170g、油揚げ20g、しょうゆ19g)

総タンパク質量 **16.5g**
- 動物性 1.2g
- 植物性 12.9g
- 調味料 2.4g

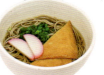

- エネルギー 368kcal
- 糖質 51.4g
- ビタミンD 0.2μg
- カルシウム 100mg

月見そば
(そば170g、卵50g、しょうゆ16.6g)

総タンパク質量 **17.7g**
- 動物性 7.4g
- 植物性 8.3g
- 調味料 2.1g

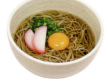

- エネルギー 344kcal
- 糖質 47.4g
- ビタミンD 1.1μg
- カルシウム 62mg

山かけそば
(そば170g、しょうゆ16.6g、かまぼこ10g)

総タンパク質量 **12.3g**
- 動物性 1.2g
- 植物性 8.9g
- 調味料 2.1g

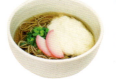

- エネルギー 288kcal
- 糖質 51.2g
- ビタミンD 0.2μg
- カルシウム 41mg

山菜そば
(そば170g、しょうゆ16.6g、かまぼこ10g)

総タンパク質量 **12.2g**
- 動物性 1.2g
- 植物性 8.9g
- 調味料 2.1g

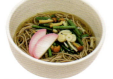

- エネルギー 274kcal
- 糖質 47.6g
- ビタミンD 0.2μg
- カルシウム 36mg

わかめそば
(そば170g、しょうゆ16.6g、かまぼこ10g)

総タンパク質量 **11.8g**
- 動物性 1.2g
- 植物性 8.4g
- 調味料 2.1g

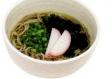

- エネルギー 270kcal
- 糖質 47.3g
- ビタミンD 0.2μg
- カルシウム 44mg

たぬきそば
(そば170g、しょうゆ16.6g、かまぼこ10g)

総タンパク質量 **12.6g**
- 動物性 1.6g
- 植物性 8.9g
- 調味料 2.1g

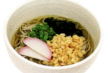

エネルギー	368kcal	糖質	51.7g
ビタミンD	0.3μg	カルシウム	43mg

鴨南蛮そば
(そば170g、鴨50g、しょうゆ16.6g)

総タンパク質量 **19.1g**
- 動物性 8.3g
- 植物性 8.7g
- 調味料 2.1g

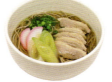

エネルギー	445kcal	糖質	49.0g
ビタミンD	0.7μg	カルシウム	49mg

●昼食

天ぷらそば
(そば170g、えび20g、しょうゆ16.6g)

総タンパク質量 **15.8g**
- 動物性 5.1g
- 植物性 8.6g
- 調味料 2.1g

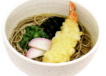

エネルギー	321kcal	糖質	49.6g
ビタミンD	0.2μg	カルシウム	52mg

にしんそば
(そば170g、身欠きにしん20g、かまぼこ10g)

総タンパク質量 **14.4g**
- 動物性 5.4g
- 植物性 8.3g
- 調味料 0.8g

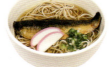

エネルギー	301kcal	糖質	42.8g
ビタミンD	10.2μg	カルシウム	43mg

ラーメン・チャーハン

しょうゆラーメン
(中華麺200g、焼き豚20g、中華スープ380g)

総タンパク質量 **19.3g**
- 動物性 4.6g
- 植物性 10.3g
- 調味料 4.4g

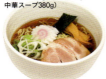

エネルギー	380kcal	糖質	60.1g
ビタミンD	0.1μg	カルシウム	66mg

チャーシュー麺
(中華麺200g、焼き豚40g、中華スープ380g)

総タンパク質量 **23.0g**
- 動物性 8.5g
- 植物性 10.1g
- 調味料 4.4g

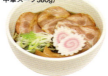

エネルギー	413kcal	糖質	61.1g
ビタミンD	0.2μg	カルシウム	67mg

塩ラーメン
(中華麺200g、焼き豚30g、中華スープ390g)

総タンパク質量 **23.0g**
- 動物性 8.9g
- 植物性 10.7g
- 調味料 3.3g

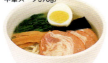

エネルギー	448kcal	糖質	57.9g
ビタミンD	0.6μg	カルシウム	87mg

豚骨ラーメン
(中華麺200g、焼き豚20g、中華スープ365g)

総タンパク質量 **19.4g**
- 動物性 3.9g
- 植物性 10.6g
- 調味料 4.9g

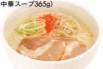

エネルギー	410kcal	糖質	63.6g
ビタミンD	0.1μg	カルシウム	70mg

みそラーメン
（中華麺200g、焼き豚20g、中華スープ365g）

総タンパク質量 **21.0g**
- 動物性 4.6g
- 植物性 10.3g
- 調味料 6.0g

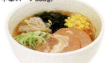

エネルギー	421kcal	糖質	62.9g
ビタミンD	0.1μg	カルシウム	89mg

ワンタン麺
（中華麺200g、豚ひき肉25g、中華スープ390g）

総タンパク質量 **27.3g**
- 動物性 8.8g
- 植物性 15.0g
- 調味料 3.5g

エネルギー	622kcal	糖質	84.9g
ビタミンD	0.2μg	カルシウム	106mg

担々麺
（中華麺200g、豚ひき肉40g、芝麻醤27.2g）

総タンパク質量 **31.1g**
- 動物性 7.1g
- 植物性 11.1g
- 調味料 13.0g

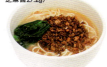

エネルギー	752kcal	糖質	65.9g
ビタミンD	0.2μg	カルシウム	92mg

タンメン
（中華麺200g、もやし75g、にら50g）

総タンパク質量 **13.1g**
- 動物性 0.0g
- 植物性 13.1g
- 調味料 0.0g

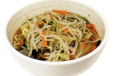

エネルギー	346kcal	糖質	61.3g
ビタミンD	2.1μg	カルシウム	110mg

チャーハン
（焼き豚30g、ご飯200g、卵30g）

総タンパク質量 **15.8g**
- 動物性 9.5g
- 植物性 6.2g
- 調味料 0.2g

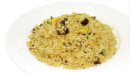

エネルギー	566kcal	糖質	76.7g
ビタミンD	0.8μg	カルシウム	35mg

レタスチャーハン
（焼き豚30g、ご飯200g、卵30g）

総タンパク質量 **15.8g**
- 動物性 9.5g
- 植物性 6.1g
- 調味料 0.2g

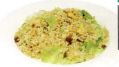

エネルギー	565kcal	糖質	76.5g
ビタミンD	0.8μg	カルシウム	33mg

COLUMN
麺料理を食べるなら、具だくさんのものをチョイス

ラーメンやパスタ、そば、うどんなどの麺料理は、シンプルなものほどカロリーが低くてダイエット向きに思えますが、タンパク質が不足します。なるべく具だくさんのメニューを選びましょう。

COLUMN
チャーハンには卵スープなどをプラスするのが◎

具材としてチャーシューと卵が入っているチャーハンでも、タンパク質量は意外と少なめです。そこで、卵スープ、蒸し鶏、餃子やしゅうまいなどを添えて、タンパク質を補いましょう。

定食

焼き魚定食
(さんま45g、ご飯200g、みそ9.7g)

総タンパク質量 **15.0g**
- 動物性 7.9g
- 植物性 5.7g
- 調味料 1.4g

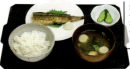

エネルギー	502kcal	糖質	76.9g
ビタミンD	6.7μg	カルシウム	46mg

野菜炒め定食
(豚もも肉50g、ご飯200g、みそ9.7g)

総タンパク質量 **19.2g**
- 動物性 9.8g
- 植物性 7.8g
- 調味料 1.6g

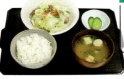

エネルギー	598kcal	糖質	81.0g
ビタミンD	0.1μg	カルシウム	72mg

しょうが焼き定食
(豚ロース肉90g、ご飯200g、みそ9.7g)

総タンパク質量 **25.2g**
- 動物性 16.5g
- 植物性 6.4g
- 調味料 2.3g

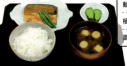

エネルギー	680kcal	糖質	82.6g
ビタミンD	0.1μg	カルシウム	57mg

から揚げ定食
(鶏もも肉120g、ご飯200g、みそ9.7g)

総タンパク質量 **28.1g**
- 動物性 19.9g
- 植物性 6.6g
- 調味料 1.6g

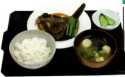

エネルギー	664kcal	糖質	84.9g
ビタミンD	0.5μg	カルシウム	60mg

さばみそ煮定食
(さば80g、ご飯200g、みそ16.1g)

総タンパク質量 **24.4g**
- 動物性 16.5g
- 植物性 5.7g
- 調味料 2.2g

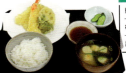

エネルギー	608kcal	糖質	83.3g
ビタミンD	4.1μg	カルシウム	42mg

煮魚定食
(かれい100g、ご飯200g、みそ9.7g)

総タンパク質量 **27.5g**
- 動物性 19.6g
- 植物性 5.8g
- 調味料 2.1g

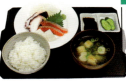

エネルギー	502kcal	糖質	84.0g
ビタミンD	13.0μg	カルシウム	80mg

天ぷら定食
(ご飯200g、きす20g、えび20g)

総タンパク質量 **23.2g**
- 動物性 12.4g
- 植物性 8.3g
- 調味料 2.5g

エネルギー	805kcal	糖質	108.4g
ビタミンD	0.4μg	カルシウム	83mg

刺身定食
(ご飯200g、鮭20g、たこ20g)

総タンパク質量 **20.1g**
- 動物性 12.4g
- 植物性 5.8g
- 調味料 1.9g

エネルギー	441kcal	糖質	78.6g
ビタミンD	6.5μg	カルシウム	47mg

焼き肉定食
(牛リブロース肉100g、ご飯200g、みそ9.7g)

総タンパク質量 **24.6g**
- 動物性 14.1g
- 植物性 8.4g
- 調味料 2.1g

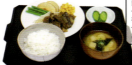

エネルギー	1001kcal	糖質	100.6g
ビタミンD	0.1μg	カルシウム	58mg

とんカツ定食
(豚ロース肉100g、ご飯200g、パン粉15g)

総タンパク質量 **30.9g**
- 動物性 20.3g
- 植物性 9.0g
- 調味料 1.7g

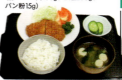

エネルギー	847kcal	糖質	91.3g
ビタミンD	0.2μg	カルシウム	65mg

ヒレカツ定食
(豚ヒレ肉105g、ご飯200g、パン粉15.8g)

総タンパク質量 **35.1g**
- 動物性 24.9g
- 植物性 8.9g
- 調味料 1.4g

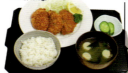

エネルギー	704kcal	糖質	90.4g
ビタミンD	0.2μg	カルシウム	64mg

かきフライ定食
(かき85g、ご飯200g、パン粉11g)

総タンパク質量 **16.3g**
- 動物性 6.8g
- 植物性 8.1g
- 調味料 1.4g

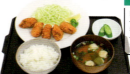

エネルギー	752kcal	糖質	90.9g
ビタミンD	0.2μg	カルシウム	133mg

えびフライ定食
(えび80g、ご飯200g、みそ9.7g)

総タンパク質量 **24.4g**
- 動物性 15.4g
- 植物性 7.6g
- 調味料 1.4g

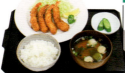

エネルギー	584kcal	糖質	85.0g
ビタミンD	0.1μg	カルシウム	109mg

ミックスフライ定食
(たら60g、ご飯200g、えび20g)

総タンパク質量 **27.4g**
- 動物性 17.7g
- 植物性 8.3g
- 調味料 1.4g

エネルギー	715kcal	糖質	90.0g
ビタミンD	0.8μg	カルシウム	122mg

牛タン定食
(牛タン120g、牛テール50g、ご飯200g)

総タンパク質量 **28.8g**
- 動物性 21.8g
- 植物性 6.9g
- 調味料 0.1g

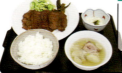

エネルギー	1079kcal	糖質	82.1g
ビタミンD	0.0μg	カルシウム	45mg

COLUMN

揚げ物は高カロリーなので食べすぎに注意!

とんカツやえびフライなどの揚げ物は、高タンパクなので筋肉の合成によさそうですが、油が多くて高カロリーなので、ダイエットには不向きです。衣をはずす、食べすぎに注意するなど工夫を。

チキンカツ定食
（鶏もも肉100g、ご飯200g、パン粉15g）

総タンパク質量 **27.9g**

動物性	17.6g
植物性	9.0g
調味料	1.4g

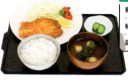

エネルギー	786kcal	糖質	90.8g
ビタミンD	0.5μg	カルシウム	66mg

ハンバーグ定食
（牛ひき肉70g、豚ひき肉30g、ご飯200g）

総タンパク質量 **29.5g**

動物性	19.2g
植物性	8.6g
調味料	1.7g

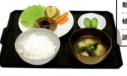

エネルギー	933kcal	糖質	106.8g
ビタミンD	0.4μg	カルシウム	96mg

八宝菜定食
（ご飯200g、いか25g、豚バラ肉30g）

総タンパク質量 **21.9g**

動物性	13.5g
植物性	6.6g
調味料	1.8g

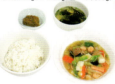

エネルギー	693kcal	糖質	87.4g
ビタミンD	0.8μg	カルシウム	91mg

餃子定食
（ご飯200g、豚ひき肉18g、餃子の皮30g）

総タンパク質量 **13.6g**

動物性	3.2g
植物性	8.8g
調味料	1.6g

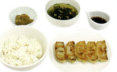

エネルギー	556kcal	糖質	93.4g
ビタミンD	0.1μg	カルシウム	60mg

酢豚定食
（豚もも肉65g、ご飯200g、中華スープ180g）

総タンパク質量 **22.7g**

動物性	12.7g
植物性	7.3g
調味料	2.7g

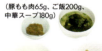

エネルギー	734kcal	糖質	112.3g
ビタミンD	0.3μg	カルシウム	70mg

麻婆豆腐定食
（木綿豆腐100g、ご飯200g、豚ひき肉25g）

総タンパク質量 **19.0g**

動物性	4.4g
植物性	12.4g
調味料	2.2g

エネルギー	539kcal	糖質	78.6g
ビタミンD	0.1μg	カルシウム	142mg

かに玉定食
（卵80g、ご飯200g、かに缶30g）

総タンパク質量 **23.9g**

動物性	14.7g
植物性	6.9g
調味料	2.3g

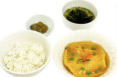

エネルギー	673kcal	糖質	81.7g
ビタミンD	1.5μg	カルシウム	117mg

COLUMN

定食のご飯は半分残す勇気を持って

タンパク質と野菜のバランスがとれている定食はおすすめですが、一緒に大盛りのご飯を食べてしまっては、ダイエットになりません。ご飯は半分残すか、少なめに注文することを忘れずに。

●昼食

コンビニメニュー｜丼｜ファミレスメニュー｜うどん・そば｜ラーメン・チャーハン｜定食

家でつくるごはんでも
タンパク質をしっかり摂取！

夕食（家庭料理）

タンパク質量＆栄養データ表

いつもの夕食のおかずの
タンパク質量を知って、
定番の主菜と副菜を
組み合わせましょう。
ダイエットを意識するなら、
糖質量も要チェック。

家庭料理 肉料理

鶏の照り焼き卵添え
(鶏もも肉80g、卵25g、しょうゆ6g)

総タンパク質量 **16.8g**
- 動物性 16.4g
- 植物性 0.0g
- 調味料 0.4g

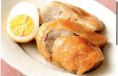

エネルギー	233kcal	糖質	6.1g
ビタミンD	0.8μg	カルシウム	19mg

鶏のから揚げ
(鶏もも肉80g、強力粉18g、しょうゆ6g)

総タンパク質量 **16.1g**
- 動物性 13.3g
- 植物性 2.3g
- 調味料 0.5g

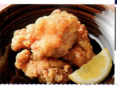

エネルギー	271kcal	糖質	17.5g
ビタミンD	0.3μg	カルシウム	20mg

バンバンジー
(鶏もも肉80g、ごまダレ17g)

総タンパク質量 **14.6g**
- 動物性 13.3g
- 植物性 0.0g
- 調味料 1.3g

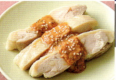

エネルギー	228kcal	糖質	5.9g
ビタミンD	0.3μg	カルシウム	59mg

鶏のトマト煮
(鶏むね肉80g、トマト缶100g、玉ねぎ19g)

総タンパク質量 **18.2g**
- 動物性 17.0g
- 植物性 1.2g
- 調味料 0.0g

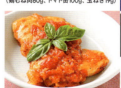

エネルギー	189kcal	糖質	5.2g
ビタミンD	0.1μg	カルシウム	27mg

ローストチキン
(鶏もも肉80g、にんにく3g)

総タンパク質量 **13.5g**
- 動物性 13.3g
- 植物性 0.2g
- 調味料 0.0g

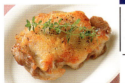

エネルギー	211kcal	糖質	1.1g
ビタミンD	0.3μg	カルシウム	14mg

鶏むね肉とみょうがの梅煮びたし
(鶏むね肉80g、みょうが20g、薄口しょうゆ3g)

総タンパク質量 **17.5g**
- 動物性 17.0g
- 植物性 0.3g
- 調味料 0.2g

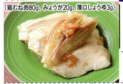

エネルギー	132kcal	糖質	1.7g
ビタミンD	0.1μg	カルシウム	16mg

鶏ささみのピカタ
(鶏ささみ肉80g、卵25g、薄力粉9g)

総タンパク質量 **22.2g**
- 動物性 21.5g
- 植物性 0.7g
- 調味料 0.0g

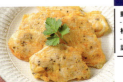

エネルギー	210kcal	糖質	6.8g
ビタミンD	0.5μg	カルシウム	18mg

鶏手羽先とゆで卵のお酢煮
(鶏手羽先105g、卵25g、しょうゆ9g)

総タンパク質量 **22.8g**
- 動物性 21.4g
- 植物性 0.7g
- 調味料 0.7g

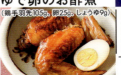

エネルギー	342kcal	糖質	11.3g
ビタミンD	1.1μg	カルシウム	55mg

●夕食(家庭料理) / 肉料理 / 魚介料理 / 豆腐・卵・乳製品料理 / 副菜 / 汁物

豚のしょうが焼き
(豚肩ロース肉80g、しょうゆ9g、サラダ菜10g)

総タンパク質量 14.6g
- 動物性 13.7g
- 植物性 0.1g
- 調味料 0.8g

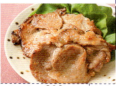

- エネルギー 319kcal
- 糖質 9.5g
- ビタミンD 0.2μg
- カルシウム 13mg

豚の角煮
(豚バラ肉80g、しょうゆ12g)

総タンパク質量 12.5g
- 動物性 11.5g
- 植物性 0.0g
- 調味料 1.0g

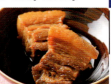

- エネルギー 434kcal
- 糖質 14.7g
- ビタミンD 0.4μg
- カルシウム 7mg

とんカツ
(豚肩ロース肉80g、パン粉9g、卵10g)

総タンパク質量 17.9g
- 動物性 14.9g
- 植物性 2.9g
- 調味料 0.1g

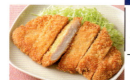

- エネルギー 404kcal
- 糖質 14.5g
- ビタミンD 0.4μg
- カルシウム 44mg

焼き豚
(豚肩ロース肉80g、しょうゆ9g)

総タンパク質量 14.5g
- 動物性 13.7g
- 植物性 0.0g
- 調味料 0.8g

- エネルギー 310kcal
- 糖質 5.8g
- ビタミンD 0.2μg
- カルシウム 8mg

牛のたたき
(牛もも肉80g、しょうゆ9g、にんにく3g)

総タンパク質量 16.7g
- 動物性 15.6g
- 植物性 0.3g
- 調味料 0.8g

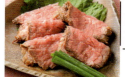

- エネルギー 312kcal
- 糖質 11.5g
- ビタミンD 0.0μg
- カルシウム 16mg

ビーフステーキ
(牛肩ロース肉150g、にんにく3g、レモン10g)

総タンパク質量 24.6g
- 動物性 24.3g
- 植物性 0.3g
- 調味料 0.0g

- エネルギー 587kcal
- 糖質 2.0g
- ビタミンD 0.2μg
- カルシウム 17mg

牛肉のオイスターソース炒め
(牛もも肉80g、オイスターソース18g、長ねぎ17g)

総タンパク質量 17.4g
- 動物性 15.6g
- 植物性 0.4g
- 調味料 1.4g

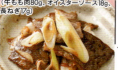

- エネルギー 269kcal
- 糖質 8.0g
- ビタミンD 0.0μg
- カルシウム 15mg

牛肉のしぐれ煮
(牛もも肉80g、しょうゆ9g)

総タンパク質量 16.4g
- 動物性 15.6g
- 植物性 0.0g
- 調味料 0.8g

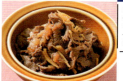

- エネルギー 216kcal
- 糖質 8.6g
- ビタミンD 0.0μg
- カルシウム 7mg

●夕食（家庭料理）

餃子
（豚ひき肉80g、餃子の皮60g、キャベツ35g）

総タンパク質量 **21.0g**

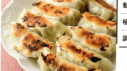

動物性	14.2g
植物性	6.6g
調味料	0.2g

エネルギー	454kcal	糖質	39.1g
ビタミンD	0.3μg	カルシウム	46mg

和風ハンバーグ
（合いびき肉80g、卵13g、パン粉6g）

総タンパク質量 **17.4g**

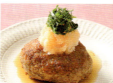

動物性	15.4g
植物性	1.2g
調味料	0.8g

エネルギー	321kcal	糖質	10.2g
ビタミンD	0.4μg	カルシウム	28mg

鶏つくね
（鶏ひき肉80g、卵白15g、しょうゆ5g）

総タンパク質量 **16.1g**

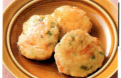

動物性	15.6g
植物性	0.2g
調味料	0.3g

エネルギー	262kcal	糖質	14.1g
ビタミンD	0.1μg	カルシウム	17mg

肉しゅうまい
（豚ひき肉80g、しゅうまいの皮24g、卵白10g）

総タンパク質量 **18.5g**

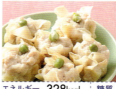

動物性	15.3g
植物性	2.7g
調味料	0.5g

エネルギー	328kcal	糖質	25.5g
ビタミンD	0.3μg	カルシウム	22mg

肉料理

肉じゃが
（牛もも肉30g、じゃがいも100g、しょうゆ9g）

総タンパク質量 **8.8g**

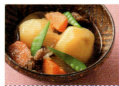

動物性	5.9g
植物性	2.1g
調味料	0.8g

エネルギー	322kcal	糖質	36.9g
ビタミンD	0.0μg	カルシウム	20mg

炒り鶏
（鶏もも肉80g、だし汁300g、しょうゆ18g）

総タンパク質量 **19.4g**

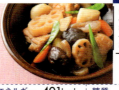

動物性	13.3g
植物性	3.2g
調味料	2.9g

エネルギー	401kcal	糖質	25.6g
ビタミンD	1.1μg	カルシウム	62mg

魚介料理

豆腐・卵・乳製品料理

酢豚
（豚肩ロース肉80g、しょうゆ18g、たけのこ〈水煮〉40g）

総タンパク質量 **17.3g**

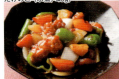

動物性	13.7g
植物性	1.6g
調味料	2.0g

エネルギー	399kcal	糖質	16.1g
ビタミンD	0.2μg	カルシウム	29mg

ロールキャベツ
（豚バラ肉40g、キャベツ100g、コンソメスープの素6g）

総タンパク質量 **7.5g**

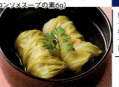

動物性	5.8g
植物性	1.3g
調味料	0.4g

エネルギー	195kcal	糖質	6.0g
ビタミンD	0.2μg	カルシウム	46mg

副菜

汁物

家庭料理　魚介料理

鮭の南蛮なます漬け
（鮭80g、薄力粉9g、ポン酢しょうゆ9g）

総タンパク質量 19.1g
- 動物性 17.8g
- 植物性 0.9g
- 調味料 0.4g

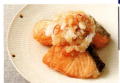

エネルギー	195kcal	糖質	8.4g
ビタミンD	25.6μg	カルシウム	23mg

鮭のゆず塩麹漬け
（鮭80g、長ねぎ20g、ゆずの皮5g）

総タンパク質量 18.2g
- 動物性 17.8g
- 植物性 0.4g
- 調味料 0.0g

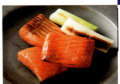

エネルギー	116kcal	糖質	1.7g
ビタミンD	25.6μg	カルシウム	20mg

たいの煮つけ
（たい80g、しょうゆ6g、長ねぎ25g）

総タンパク質量 17.4g
- 動物性 16.5g
- 植物性 0.4g
- 調味料 0.5g

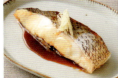

エネルギー	150kcal	糖質	6.3g
ビタミンD	4.0μg	カルシウム	20mg

たいのから揚げ
（たい80g、薄力粉5g）

総タンパク質量 16.9g
- 動物性 16.5g
- 植物性 0.4g
- 調味料 0.0g

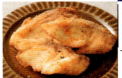

エネルギー	198kcal	糖質	7.3g
ビタミンD	4.0μg	カルシウム	11mg

ぶりの照り焼き
（ぶり80g、しょうゆ9g、しし唐辛子8g）

総タンパク質量 18.0g
- 動物性 17.1g
- 植物性 0.2g
- 調味料 0.7g

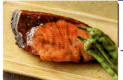

エネルギー	297kcal	糖質	6.4g
ビタミンD	6.4μg	カルシウム	8mg

ぶりのみぞれ椀
（ぶり80g、かぶ100g、だし汁150g）

総タンパク質量 18.7g
- 動物性 17.1g
- 植物性 0.8g
- 調味料 0.8g

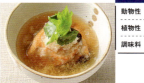

エネルギー	332kcal	糖質	12.7g
ビタミンD	6.4μg	カルシウム	38mg

鮭のムニエル
（鮭80g、薄力粉5g、レモン10g）

総タンパク質量 18.5g
- 動物性 17.8g
- 植物性 0.6g
- 調味料 0.1g

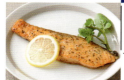

エネルギー	219kcal	糖質	4.3g
ビタミンD	25.7μg	カルシウム	35mg

かじきの竜田揚げ
（かじき80g、しょうゆ5g）

総タンパク質量 18.9g
- 動物性 18.5g
- 植物性 0.0g
- 調味料 0.4g

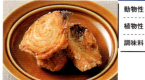

エネルギー	181kcal	糖質	8.2g
ビタミンD	9.6μg	カルシウム	7mg

● 夕食（家庭料理）

あじの塩焼き
（あじ70g）

総タンパク質量 **13.8g**
- 動物性 13.8g
- 植物性 0.0g
- 調味料 0.0g

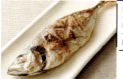

- エネルギー 88kcal
- 糖質 0.1g
- ビタミンD 6.2μg
- カルシウム 47mg

さんまの塩焼き
（さんま110g）

総タンパク質量 **19.4g**
- 動物性 19.4g
- 植物性 0.0g
- 調味料 0.0g

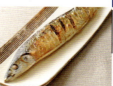

- エネルギー 327kcal
- 糖質 0.1g
- ビタミンD 16.4μg
- カルシウム 29mg

さんまの蒲焼き
（さんま80g、しょうゆ6g、薄力粉5g）

総タンパク質量 **15.0g**
- 動物性 14.1g
- 植物性 0.4g
- 調味料 0.5g

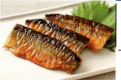

- エネルギー 363kcal
- 糖質 13.2g
- ビタミンD 11.9μg
- カルシウム 26mg

あじフライ
（あじ80g、卵10g、キャベツ70g）

総タンパク質量 **19.1g**
- 動物性 17.0g
- 植物性 2.1g
- 調味料 0.0g

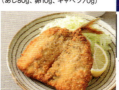

- エネルギー 300kcal
- 糖質 9.8g
- ビタミンD 7.3μg
- カルシウム 101mg

いわしの梅煮
（いわし80g、梅干し10g）

総タンパク質量 **15.5g**
- 動物性 15.4g
- 植物性 0.1g
- 調味料 0.0g

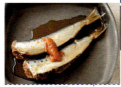

- エネルギー 177kcal
- 糖質 5.7g
- ビタミンD 25.6μg
- カルシウム 67mg

あじのたたき
（あじ80g、しょうゆ3g、小ねぎ6g）

総タンパク質量 **16.2g**
- 動物性 15.8g
- 植物性 0.1g
- 調味料 0.3g

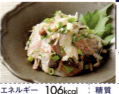

- エネルギー 106kcal
- 糖質 0.7g
- ビタミンD 7.1μg
- カルシウム 62mg

たこときゅうりの酢の物
（たこ80g、きゅうり50g、しょうゆ6g）

総タンパク質量 **18.4g**
- 動物性 17.4g
- 植物性 0.5g
- 調味料 0.5g

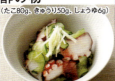

- エネルギー 124kcal
- 糖質 5.9g
- ビタミンD 0.0μg
- カルシウム 31mg

えびフライ
（えび80g、パン粉9g、卵10g）

総タンパク質量 **20.7g**
- 動物性 18.5g
- 植物性 2.2g
- 調味料 0.0g

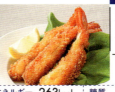

- エネルギー 263kcal
- 糖質 13.0g
- ビタミンD 0.2μg
- カルシウム 55mg

肉料理 | 魚介料理 | 豆腐・卵・乳製品料理 | 副菜 | 汁物

いかと大根の煮物
(いか80g、しょうゆ18g、大根100g)

総タンパク質量 16.6g
- 動物性 14.3g
- 植物性 0.5g
- 調味料 1.8g

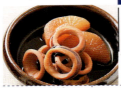

エネルギー	160kcal	糖質	13.6g
ビタミンD	0.2µg	カルシウム	42mg

えびチリ
(えび80g、えびチリの素70g、長ねぎ8g)

総タンパク質量 18.2g
- 動物性 17.3g
- 植物性 0.1g
- 調味料 0.8g

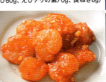

エネルギー	174kcal	糖質	7.1g
ビタミンD	0.0µg	カルシウム	41mg

かきフライ
(かき80g、パン粉9g、卵10g)

総タンパク質量 8.7g
- 動物性 6.5g
- 植物性 2.2g
- 調味料 0.0g

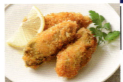

エネルギー	244kcal	糖質	16.2g
ビタミンD	0.2µg	カルシウム	87mg

かきの和風ソテー
(かき80g、薄力粉9g、しょうゆ3g)

総タンパク質量 6.3g
- 動物性 5.3g
- 植物性 0.7g
- 調味料 0.3g

エネルギー	173kcal	糖質	10.8g
ビタミンD	0.1µg	カルシウム	75mg

あさりとアスパラのにんにく炒め
(あさり80g、アスパラガス75g、オイスターソース9g)

総タンパク質量 8.2g
- 動物性 4.8g
- 植物性 2.2g
- 調味料 1.2g

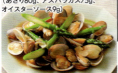

エネルギー	123kcal	糖質	5.1g
ビタミンD	0.0µg	カルシウム	74mg

あさりの酒蒸し
(あさり80g、にんにく3g、しょうゆ3g)

総タンパク質量 5.3g
- 動物性 4.8g
- 植物性 0.3g
- 調味料 0.2g

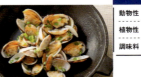

エネルギー	64kcal	糖質	2.9g
ビタミンD	0.0µg	カルシウム	61mg

COLUMN

魚を食べるならシンプルな焼く・蒸すなどの調理法で

魚は肉よりも消化がよく、タンパク質を速やかに吸収させるため、筋肉にとってうれしい食材です。しかも、低カロリーで低脂肪！ 調理法は、焼く・蒸すなど油を多く使わない方法がおすすめ。

COLUMN

魚介類は、低脂肪で高タンパクの優秀食材

魚類に限らず、かき、あさりなどの貝類や、えび、いか、たこなども、低カロリー、低脂肪、高タンパクで、ダイエットに最適な食材。タウリンや鉄、ビタミンB群も豊富で、筋肉づくりにも◎です。

家庭料理　豆腐・卵・乳製品料理

豆腐ステーキ
（絹ごし豆腐100g、しょうゆ9g、薄力粉5g）

総タンパク質量 **6.1g**
- 動物性 0.0g
- 植物性 5.4g
- 調味料 0.7g

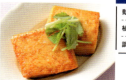

- エネルギー 178kcal
- 糖質 13.8g
- ビタミンD 0.0μg
- カルシウム 62mg

肉豆腐
（豚バラ肉50g、木綿豆腐100g、しょうゆ9g）

総タンパク質量 **15.2g**
- 動物性 7.2g
- 植物性 7.0g
- 調味料 1.0g

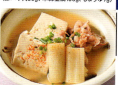

- エネルギー 338kcal
- 糖質 12.2g
- ビタミンD 0.3μg
- カルシウム 103mg

揚げ出し豆腐
（木綿豆腐100g、薄口しょうゆ12g、だし汁100g）

総タンパク質量 **8.0g**
- 動物性 0.0g
- 植物性 6.9g
- 調味料 1.1g

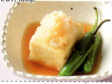

- エネルギー 225kcal
- 糖質 19.0g
- ビタミンD 0.0μg
- カルシウム 102mg

麻婆豆腐
（木綿豆腐100g、豚ひき肉30g、麻婆豆腐の素30g）

総タンパク質量 **13.4g**
- 動物性 5.3g
- 植物性 6.8g
- 調味料 1.3g

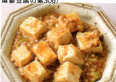

- エネルギー 293kcal
- 糖質 5.3g
- ビタミンD 0.1μg
- カルシウム 97mg

チリコンカン
（合いびき肉50g、ひよこ豆34g、青えんどう33g）

総タンパク質量 **19.9g**
- 動物性 8.7g
- 植物性 10.3g
- 調味料 0.9g

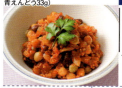

- エネルギー 387kcal
- 糖質 27.7g
- ビタミンD 0.1μg
- カルシウム 71mg

大豆と豚肉のドライカレー
（大豆（水煮）100g、豚ひき肉50g、カレールウ20g）

総タンパク質量 **24.7g**
- 動物性 8.9g
- 植物性 13.4g
- 調味料 2.4g

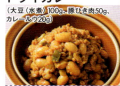

- エネルギー 438kcal
- 糖質 13.2g
- ビタミンD 0.2μg
- カルシウム 164mg

大豆と昆布の煮物
（大豆（水煮）100g、だし汁150g、しょうゆ6g）

総タンパク質量 **13.9g**
- 動物性 0.0g
- 植物性 13.0g
- 調味料 0.9g

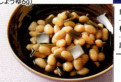

- エネルギー 192kcal
- 糖質 9.9g
- ビタミンD 0.0μg
- カルシウム 113mg

COLUMN

植物性＋動物性タンパク質を意識的に組み合わせて

大豆や大豆製品は、単体ではなく、肉や魚介類、乳製品などの動物性タンパク質と組み合わせて摂取しましょう。ロイシンの補充にも役立つので、意識してとり入れるのがおすすめです。

ごちそう納豆
（納豆50g、まぐろ赤身30g、しょうゆ6g）

総タンパク質量 **17.7g**
- 動物性 7.9g
- 植物性 9.5g
- 調味料 0.3g

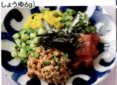

- エネルギー 170kcal
- 糖質 7.7g
- ビタミンD 1.5μg
- カルシウム 78mg

揚げ納豆
（納豆50g、油揚げ30g、小ねぎ10g）

総タンパク質量 **15.7g**
- 動物性 0.0g
- 植物性 15.5g
- 調味料 0.2g

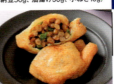

- エネルギー 255kcal
- 糖質 3.0g
- ビタミンD 0.0μg
- カルシウム 149mg

納豆鍋
（納豆50g、木綿豆腐50g、卵25g）

総タンパク質量 **19.3g**
- 動物性 3.1g
- 植物性 13.8g
- 調味料 2.4g

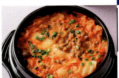

- エネルギー 262kcal
- 糖質 14.4g
- ビタミンD 0.5μg
- カルシウム 157mg

納豆のかき揚げ
（納豆50g、卵10g、薄力粉12g）

総タンパク質量 **10.8g**
- 動物性 1.2g
- 植物性 9.6g
- 調味料 0.0g

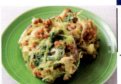

- エネルギー 374kcal
- 糖質 12.3g
- ビタミンD 0.2μg
- カルシウム 61mg

茶碗蒸し
（卵50g、えび10g、鶏もも肉10g）

総タンパク質量 **10.4g**
- 動物性 9.8g
- 植物性 0.1g
- 調味料 0.5g

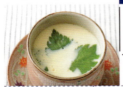

- エネルギー 129kcal
- 糖質 2.2g
- ビタミンD 0.9μg
- カルシウム 37mg

かに玉
（卵50g、かに缶30g、グリーンピース16g）

総タンパク質量 **15.2g**
- 動物性 12.4g
- 植物性 1.7g
- 調味料 1.1g

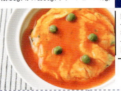

- エネルギー 264kcal
- 糖質 7.5g
- ビタミンD 1.2μg
- カルシウム 61mg

卵と三つ葉の信田煮
（卵50g、油揚げ15g、だし汁150g）

総タンパク質量 **10.7g**
- 動物性 6.2g
- 植物性 3.6g
- 調味料 0.9g

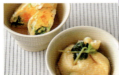

- エネルギー 175kcal
- 糖質 5.5g
- ビタミンD 0.9μg
- カルシウム 80mg

にら玉
（卵50g、にら100g、薄口しょうゆ6g）

総タンパク質量 **8.4g**
- 動物性 6.2g
- 植物性 1.7g
- 調味料 0.5g

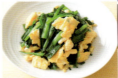

- エネルギー 256kcal
- 糖質 10.0g
- ビタミンD 0.9μg
- カルシウム 76mg

●夕食（家庭料理）

えびグラタン
（えび30g、牛乳150g、チーズ16g）

総タンパク質量 **21.9g**
- 動物性 15.1g
- 植物性 6.5g
- 調味料 0.3g

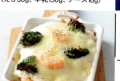

エネルギー	398kcal	糖質	34.9g
ビタミンD	0.5μg	カルシウム	333mg

じゃがいもグラタン
（じゃがいも270g、生クリーム100g、にんにく3g）

総タンパク質量 **6.5g**
- 動物性 2.0g
- 植物性 4.5g
- 調味料 0.0g

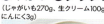
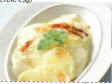

エネルギー	643kcal	糖質	47.8g
ビタミンD	0.5μg	カルシウム	70mg

きゅうりと ヨーグルトのサラダ
（きゅうり100g、プレーンヨーグルト15g、ノンオイルマヨネーズ12g）

総タンパク質量 **1.9g**
- 動物性 0.5g
- 植物性 1.0g
- 調味料 0.4g

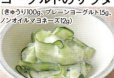

エネルギー	59kcal	糖質	3.4g
ビタミンD	0.0μg	カルシウム	46mg

クリームシチュー
（鶏もも肉60g、牛乳100g、じゃがいも68g）

総タンパク質量 **16.5g**
- 動物性 13.3g
- 植物性 3.0g
- 調味料 0.2g

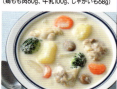

エネルギー	342kcal	糖質	25.8g
ビタミンD	0.7μg	カルシウム	136mg

チーズたっぷり 焼きカツレツ
（豚ロース肉40g、チーズ18g、パン粉9g）

総タンパク質量 **15.9g**
- 動物性 13.0g
- 植物性 2.1g
- 調味料 0.8g

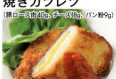

エネルギー	375kcal	糖質	15.0g
ビタミンD	0.2μg	カルシウム	134mg

チーズフォンデュ
（チーズ50g、ブロッコリー30g、牛乳30g）

総タンパク質量 **17.3g**
- 動物性 15.0g
- 植物性 2.3g
- 調味料 0.0g

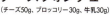
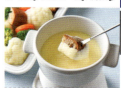

エネルギー	259kcal	糖質	10.4g
ビタミンD	0.1μg	カルシウム	441mg

クリームチーズと アボカドのサーモンロール
（スモークサーモン20g、クリームチーズ45g、アボカド35g）

総タンパク質量 **9.7g**
- 動物性 8.8g
- 植物性 0.9g
- 調味料 0.0g

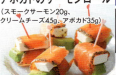

エネルギー	253kcal	糖質	1.3g
ビタミンD	5.7μg	カルシウム	38mg

COLUMN
チーズはダイエット効果のある高タンパク食品

チーズは高タンパクなうえに、ビタミンB₂やカルシウムが豊富で、脂肪を燃焼しやすい体へと導きます。また、ダイエット中のイライラ解消や美肌づくりにも最適。おやつの代わりに常備して。

肉料理／魚介料理／豆腐・卵・乳製品料理／副菜／汁物

163

家庭料理　副菜

アスパラとベーコンの炒め物
（アスパラガス100g、ベーコン15g、にんにく3g）

総タンパク質量 **4.7g**
- 動物性　1.9g
- 植物性　2.8g
- 調味料　0.0g

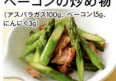

エネルギー　123kcal｜糖質　2.7g
ビタミンD　0.1μg｜カルシウム　21mg

オクラとしらす干しのおひたし
（しらす干し20g、オクラ100g、薄口しょうゆ12g）

総タンパク質量 **7.9g**
- 動物性　4.6g
- 植物性　2.3g
- 調味料　1.0g

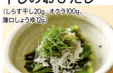

エネルギー　86kcal｜糖質　7.1g
ビタミンD　9.2μg｜カルシウム　146mg

絹さやのガーリック炒め
（絹さや100g、ベーコン15g、にんにく3g）

総タンパク質量 **5.2g**
- 動物性　1.9g
- 植物性　3.3g
- 調味料　0.0g

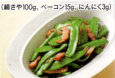

エネルギー　137kcal｜糖質　5.1g
ビタミンD　0.1μg｜カルシウム　37mg

春菊の白和え
（ごま18g、木綿豆腐50g、春菊100g）

総タンパク質量 **11.6g**
- 動物性　0.0g
- 植物性　11.1g
- 調味料　0.5g

エネルギー　237kcal｜糖質　7.5g
ビタミンD　0.0μg｜カルシウム　492mg

チンゲン菜のクリームあんかけ
（ハム20g、鶏がらスープ100g、チンゲン菜100g）

総タンパク質量 **5.9g**
- 動物性　3.9g
- 植物性　0.8g
- 調味料　1.2g

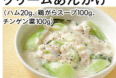

エネルギー　238kcal｜糖質　11.2g
ビタミンD　0.3μg｜カルシウム　130mg

チンゲン菜とツナのサラダ
（ツナ缶30g、チンゲン菜100g、粒マスタード5g）

総タンパク質量 **6.5g**
- 動物性　4.8g
- 植物性　0.8g
- 調味料　0.9g

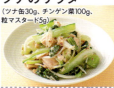

エネルギー　136kcal｜糖質　3.9g
ビタミンD　0.9μg｜カルシウム　115mg

チンゲン菜と油揚げのさっと煮
（油揚げ15g、チンゲン菜100g、だし汁150g）

総タンパク質量 **5.1g**
- 動物性　0.0g
- 植物性　4.1g
- 調味料　1.0g

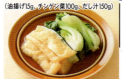

エネルギー　100kcal｜糖質　5.7g
ビタミンD　0.0μg｜カルシウム　153mg

トマトと卵の中華炒め
（卵50g、トマト100g）

総タンパク質量 **6.9g**
- 動物性　6.2g
- 植物性　0.7g
- 調味料　0.0g

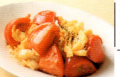

エネルギー　160kcal｜糖質　6.4g
ビタミンD　0.9μg｜カルシウム　33mg

●夕食（家庭料理）

かぶとベーコンのロースト
（ベーコン30g、かぶ100g、にんにく3g）

総タンパク質量 **4.7g**
- 動物性 3.9g
- 植物性 0.8g
- 調味料 0.0g

エネルギー	201kcal	糖質	3.7g
ビタミンD	0.2μg	カルシウム	27mg

ピーマンとじゃこの炒め物
（ちりめんじゃこ20g、ピーマン100g）

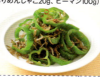

総タンパク質量 **9.0g**
- 動物性 8.1g
- 植物性 0.9g
- 調味料 0.0g

エネルギー	135kcal	糖質	3.8g
ビタミンD	12.2μg	カルシウム	116mg

パプリカとツナのサラダ
（ツナ缶60g、パプリカ100g、玉ねぎ38g）

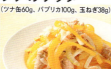

総タンパク質量 **10.8g**
- 動物性 9.6g
- 植物性 1.2g
- 調味料 0.0g

エネルギー	88kcal	糖質	9.5g
ビタミンD	1.8μg	カルシウム	20mg

ブロッコリーのチーズ焼き
（チーズ16g、ブロッコリー100g、マヨネーズ12g）

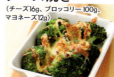

総タンパク質量 **9.1g**
- 動物性 4.5g
- 植物性 4.4g
- 調味料 0.2g

エネルギー	182kcal	糖質	2.4g
ビタミンD	0.0μg	カルシウム	163mg

ブロッコリーとえびのサラダ
（えび50g、ブロッコリー100g、しょうゆ6g）

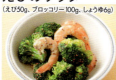

総タンパク質量 **14.7g**
- 動物性 9.4g
- 植物性 4.3g
- 調味料 1.0g

エネルギー	175kcal	糖質	2.6g
ビタミンD	0.0μg	カルシウム	75mg

ほうれん草とベーコンのソテー
（ほうれん草100g、ベーコン15g、にんにく3g）

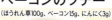
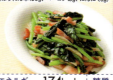

総タンパク質量 **4.4g**
- 動物性 2.0g
- 植物性 2.4g
- 調味料 0.0g

エネルギー	174kcal	糖質	0.9g
ビタミンD	0.1μg	カルシウム	53mg

水菜とスモークサーモンの生春巻き
（スモークサーモン30g、水菜100g、チリソース14g）

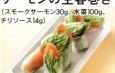

総タンパク質量 **10.2g**
- 動物性 7.7g
- 植物性 2.2g
- 調味料 0.3g

エネルギー	188kcal	糖質	30.3g
ビタミンD	8.4μg	カルシウム	219mg

水菜と油揚げのサラダ
（油揚げ15g、水菜100g、和風ドレッシング15g）

総タンパク質量 **6.2g**
- 動物性 0.0g
- 植物性 5.7g
- 調味料 0.5g

エネルギー	97kcal	糖質	4.1g
ビタミンD	0.0μg	カルシウム	258mg

肉料理 / 魚介料理 / 豆腐・卵・乳製品料理 / 副菜 / 汁物

カリフラワーの かき玉あんかけ
（カリフラワー100g、卵白10g、鶏がらスープの素3g）

総タンパク質量 4.6g
- 動物性 1.1g
- 植物性 3.1g
- 調味料 0.4g

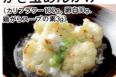

エネルギー	51kcal	糖質	6.4g
ビタミンD	0.0μg	カルシウム	34mg

セロリとツナのサラダ
（ツナ缶60g、セロリ100g）

総タンパク質量 10.0g
- 動物性 9.6g
- 植物性 0.4g
- 調味料 0.0g

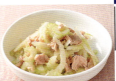

エネルギー	60kcal	糖質	2.9g
ビタミンD	1.8μg	カルシウム	43mg

白菜のクリーム煮
（ベーコン15g、白菜100g、生クリーム30g）

総タンパク質量 3.9g
- 動物性 2.5g
- 植物性 0.9g
- 調味料 0.5g

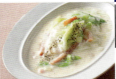

エネルギー	241kcal	糖質	7.8g
ビタミンD	0.2μg	カルシウム	69mg

もやしとひき肉の 炒め物
（豚ひき肉50g、もやし100g、オイスターソース18g）

総タンパク質量 12.0g
- 動物性 8.9g
- 植物性 1.7g
- 調味料 1.4g

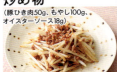

エネルギー	232kcal	糖質	5.9g
ビタミンD	0.2μg	カルシウム	19mg

レタスとじゃこの 煮びたし
（ちりめんじゃこ20g、レタス100g、だし汁100g）

総タンパク質量 9.2g
- 動物性 8.1g
- 植物性 0.6g
- 調味料 0.5g

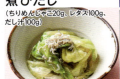

エネルギー	74kcal	糖質	3.2g
ビタミンD	12.2μg	カルシウム	127mg

ポテトサラダ
（ハム20g、じゃがいも100g、プレーンヨーグルト15g）

総タンパク質量 5.8g
- 動物性 3.8g
- 植物性 1.9g
- 調味料 0.1g

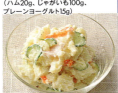

エネルギー	217kcal	糖質	19.5g
ビタミンD	0.2μg	カルシウム	30mg

とろろ汁
（卵黄20g、長いも100g、みそ9g）

総タンパク質量 6.9g
- 動物性 3.3g
- 植物性 2.3g
- 調味料 1.3g

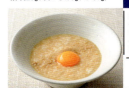

エネルギー	164kcal	糖質	14.6g
ビタミンD	1.2μg	カルシウム	64mg

COLUMN

野菜料理にはなるべく タンパク質を組み合わせて

サラダや和え物などの副菜には、野菜だけを使うのではなく、ハム、しらす、ツナ、豆腐や油揚げ、乳製品などのタンパク質をプラスしましょう。旨みやボリュームもアップするので、おすすめです。

家庭料理　汁物

●夕食（家庭料理）

豆腐のみそ汁
（絹ごし豆腐50g、みそ8g、だし汁150g）

総タンパク質量 **4.2g**

動物性 0.0g
植物性 2.8g
調味料 1.4g

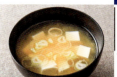

エネルギー 53kcal｜糖質 3.9g
ビタミンD 0.0μg｜カルシウム 48mg

油揚げのみそ汁
（油揚げ8g、みそ8g、だし汁150g）

総タンパク質量 **3.5g**

動物性 0.0g
植物性 2.1g
調味料 1.4g

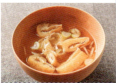

エネルギー 56kcal｜糖質 2.9g
ビタミンD 0.0μg｜カルシウム 43mg

わかめのみそ汁
（みそ8g、だし汁150g、わかめ5g）

総タンパク質量 **1.6g**

動物性 0.0g
植物性 0.2g
調味料 1.4g

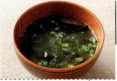

エネルギー 21kcal｜糖質 2.1g
ビタミンD 0.0μg｜カルシウム 23mg

しじみのみそ汁
（しじみ50g、みそ9g、だし汁150g）

総タンパク質量 **5.5g**

動物性 3.8g
植物性 0.1g
調味料 1.6g

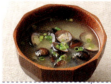

エネルギー 70kcal｜糖質 5.2g
ビタミンD 0.1μg｜カルシウム 140mg

肉料理

鶏団子の根菜みそ汁
（鶏ひき肉60g、みそ18g、卵17g）

総タンパク質量 **17.0g**

動物性 12.6g
植物性 0.8g
調味料 3.6g

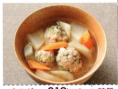

エネルギー 219kcal｜糖質 10.5g
ビタミンD 0.4μg｜カルシウム 63mg

麩のみそ汁
（麩9g、みそ9g、だし汁150g）

総タンパク質量 **4.3g**

動物性 0.0g
植物性 2.7g
調味料 1.6g

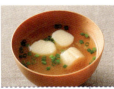

エネルギー 57kcal｜糖質 7.0g
ビタミンD 0.0μg｜カルシウム 22mg

魚介料理

豆腐・卵・乳製品料理

豆腐のけんちん汁
（木綿豆腐50g、みそ18g、だし汁300g）

総タンパク質量 **7.5g**

動物性 0.0g
植物性 4.3g
調味料 3.2g

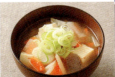

エネルギー 118kcal｜糖質 11.4g
ビタミンD 0.0μg｜カルシウム 104mg

納豆汁
（納豆25g、みそ8g、だし汁150g）

総タンパク質量 **5.6g**

動物性 0.0g
植物性 4.1g
調味料 1.5g

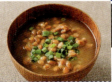

エネルギー 69kcal｜糖質 3.3g
ビタミンD 0.0μg｜カルシウム 38mg

副菜

汁物

玉ねぎスープ
（ベーコン8g、玉ねぎ38g、にんにく3g）

総タンパク質量 **1.7g**

動物性	1.0g
植物性	0.6g
調味料	0.1g

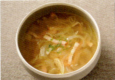

エネルギー	53kcal	糖質	4.1g
ビタミンD	0.0μg	カルシウム	10mg

キャベツのスープ
（ベーコン8g、キャベツ35g、玉ねぎ30g）

総タンパク質量 **1.9g**

動物性	1.0g
植物性	0.8g
調味料	0.1g

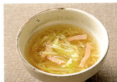

エネルギー	55kcal	糖質	4.3g
ビタミンD	0.0μg	カルシウム	23mg

野菜のコンソメスープ
（ベーコン8g、じゃがいも20g、コンソメスープの素4g）

総タンパク質量 **2.1g**

動物性	1.0g
植物性	0.8g
調味料	0.3g

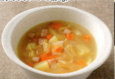

エネルギー	70kcal	糖質	7.6g
ビタミンD	0.0μg	カルシウム	17mg

ミルクコーンスープ
（牛乳200g、クリームコーン缶100g、ベーコン8g）

総タンパク質量 **9.8g**

動物性	7.6g
植物性	1.9g
調味料	0.3g

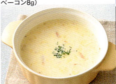

エネルギー	302kcal	糖質	31.3g
ビタミンD	0.7μg	カルシウム	228mg

かぼちゃのポタージュ
（牛乳100g、かぼちゃ150g、長ねぎ25g）

総タンパク質量 **6.6g**

動物性	3.4g
植物性	3.2g
調味料	0.0g

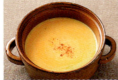

エネルギー	304kcal	糖質	32.3g
ビタミンD	0.4μg	カルシウム	150mg

にんじんのポタージュ
（牛乳100g、長ねぎ25g、にんじん48g）

総タンパク質量 **4.3g**

動物性	3.4g
植物性	0.9g
調味料	0.0g

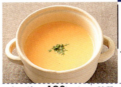

エネルギー	198kcal	糖質	12.4g
ビタミンD	0.4μg	カルシウム	140mg

わかめスープ
（鶏がらスープの素3g、長ねぎ20g、わかめ5g）

総タンパク質量 **0.9g**

動物性	0.0g
植物性	0.5g
調味料	0.4g

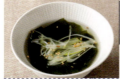

エネルギー	16kcal	糖質	2.5g
ビタミンD	0.0μg	カルシウム	19mg

COLUMN

ミルクスープやポタージュはタンパク質たっぷり！

ミルクスープは、牛乳のタンパク質が摂取できるのでおすすめ。ポタージュは、糖質＋タンパク質の補給源として優れたメニューです。筋トレの後に食べれば、筋肉のタンパク質合成に役立ちます。

外食メニューの
タンパク質量はどのくらい？

夕食（外食）

タンパク質量&
栄養データ表

外食でも効率よくタンパク質が
とれる料理を選びましょう。
日ごろよく食べるメニューの
タンパク質量と糖質量を把握して、
賢く選ぶのがコツ。

外食 寿司

まぐろのにぎり
（まぐろ赤身20g、白米20g）

総タンパク質量 **6.5g**

動物性 5.3g
植物性 1.2g
調味料 0.0g

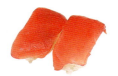

エネルギー	99kcal	糖質	15.8g
ビタミンD	1.0μg	カルシウム	2mg

サーモンのにぎり
（鮭20g、白米20g）

総タンパク質量 **5.3g**

動物性 4.0g
植物性 1.2g
調味料 0.0g

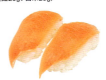

エネルギー	121kcal	糖質	15.8g
ビタミンD	2.0μg	カルシウム	3mg

えびのにぎり
（えび20g、白米20g）

総タンパク質量 **5.6g**

動物性 4.3g
植物性 1.2g
調味料 0.0g

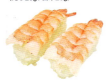

エネルギー	93kcal	糖質	15.8g
ビタミンD	0.0μg	カルシウム	8mg

甘えびのにぎり
（甘えび20g、白米20g）

総タンパク質量 **5.2g**

動物性 4.0g
植物性 1.2g
調味料 0.0g

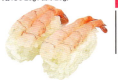

エネルギー	91kcal	糖質	15.8g
ビタミンD	0.0μg	カルシウム	11mg

ほたてのにぎり
（ほたて20g、白米20g）

総タンパク質量 **4.6g**

動物性 3.4g
植物性 1.2g
調味料 0.0g

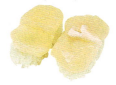

エネルギー	91kcal	糖質	16.5g
ビタミンD	0.0μg	カルシウム	3mg

たいのにぎり
（たい20g、白米20g）

総タンパク質量 **5.4g**

動物性 4.2g
植物性 1.2g
調味料 0.0g

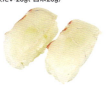

エネルギー	109kcal	糖質	15.8g
ビタミンD	1.4μg	カルシウム	4mg

いかのにぎり
（いか20g、白米20g）

総タンパク質量 **4.8g**

動物性 3.6g
植物性 1.2g
調味料 0.0g

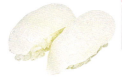

エネルギー	90kcal	糖質	15.8g
ビタミンD	0.1μg	カルシウム	3mg

あなごのにぎり
（あなご20g、白米20g、しょうゆ1.5g）

総タンパク質量 **4.9g**

動物性 3.5g
植物性 1.2g
調味料 0.1g

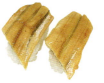

エネルギー	116kcal	糖質	16.5g
ビタミンD	0.2μg	カルシウム	14mg

＊すべて2貫分の栄養価です。

● 夕食（外食）／寿司

たこのにぎり
（たこ20g、白米20g）

総タンパク質量 **5.6g**
- 動物性 4.3g
- 植物性 1.2g
- 調味料 0.0g

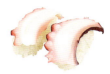

エネルギー 94kcal ｜ 糖質 15.8g
ビタミンD 0.0μg ｜ カルシウム 5mg

玉子のにぎり
（卵60g、白米20g）

総タンパク質量 **7.7g**
- 動物性 6.5g
- 植物性 1.2g
- 調味料 0.0g

エネルギー 164kcal ｜ 糖質 19.6g
ビタミンD 0.4μg ｜ カルシウム 28mg

ねぎとろの軍艦
（まぐろ赤身20g、白米20g、のり0.3g）

総タンパク質量 **6.7g**
- 動物性 5.3g
- 植物性 1.4g
- 調味料 0.0g

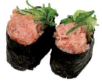

エネルギー 99kcal ｜ 糖質 15.9g
ビタミンD 1.0μg ｜ カルシウム 4mg

納豆の軍艦
（納豆20g、白米20g、のり0.3g）

総タンパク質量 **4.7g**
- 動物性 0.0g
- 植物性 4.7g
- 調味料 0.0g

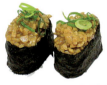

エネルギー 114kcal ｜ 糖質 16.9g
ビタミンD 0.0μg ｜ カルシウム 21mg

うにの軍艦
（うに20g、白米20g、のり0.3g）

総タンパク質量 **4.8g**
- 動物性 3.4g
- 植物性 1.4g
- 調味料 0.0g

エネルギー 111kcal ｜ 糖質 19.0g
ビタミンD 0.0μg ｜ カルシウム 12mg

いくらの軍艦
（いくら20g、白米20g、のり0.3g）

総タンパク質量 **7.9g**
- 動物性 6.5g
- 植物性 1.4g
- 調味料 0.0g

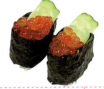

エネルギー 129kcal ｜ 糖質 15.9g
ビタミンD 8.8μg ｜ カルシウム 22mg

ツナサラダの軍艦
（ツナ20g、白米20g、のり0.3g）

総タンパク質量 **5.2g**
- 動物性 3.8g
- 植物性 1.4g
- 調味料 0.1g

エネルギー 161kcal ｜ 糖質 16.1g
ビタミンD 0.8μg ｜ カルシウム 5mg

COLUMN

お寿司の食べすぎ防止につまみや汁物も頼んで

お寿司を食べればネタの魚介からタンパク質がとれますが、同時にシャリの糖質もたっぷりとることに。そこで、つまみや汁物などを頼んでバランスよく食べ、お寿司の食べすぎを防止して。

外食 焼き鳥&串揚げ

鶏もも串
（鶏もも肉25g、しょうゆ2.4g、みりん1.8g）

総タンパク質量 6.8g
- 動物性 6.6g
- 植物性 0.0g
- 調味料 0.2g

エネルギー	69kcal	糖質	1.6g
ビタミンD	0.1μg	カルシウム	2mg

ねぎま串
（鶏もも肉20g、しょうゆ2.4g、長ねぎ10g）

総タンパク質量 5.6g
- 動物性 5.3g
- 植物性 0.1g
- 調味料 0.2g

エネルギー	60kcal	糖質	2.1g
ビタミンD	0.1μg	カルシウム	6mg

つくね串
（鶏ひき肉50g、卵8.3g、しょうゆ5.9g）

総タンパク質量 10.4g
- 動物性 9.8g
- 植物性 0.1g
- 調味料 0.5g

エネルギー	135kcal	糖質	4.9g
ビタミンD	0.2μg	カルシウム	14mg

鶏皮串
（鶏皮30g、しょうゆ1.8g）

総タンパク質量 2.1g
- 動物性 2.0g
- 植物性 0.0g
- 調味料 0.1g

エネルギー	160kcal	糖質	1.3g
ビタミンD	0.1μg	カルシウム	2mg

ささみ串
（鶏ささみ肉30g、しょうゆ2.1g）

総タンパク質量 8.4g
- 動物性 8.2g
- 植物性 0.0g
- 調味料 0.2g

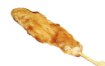

エネルギー	45kcal	糖質	1.4g
ビタミンD	0.0μg	カルシウム	2mg

なんこつ串
（鶏なんこつ30g）

総タンパク質量 3.8g
- 動物性 3.8g
- 植物性 0.0g
- 調味料 0.0g

エネルギー	16kcal	糖質	0.1g
ビタミンD	0.0μg	カルシウム	14mg

レバー串
（鶏レバー30g、しょうゆ1.8g）

総タンパク質量 5.8g
- 動物性 5.7g
- 植物性 0.0g
- 調味料 0.1g

エネルギー	40kcal	糖質	1.5g
ビタミンD	0.1μg	カルシウム	2mg

ずり串
（ずり30g）

総タンパク質量 5.5g
- 動物性 5.5g
- 植物性 0.0g
- 調味料 0.0g

エネルギー	28kcal	糖質	0.0g
ビタミンD	0.0μg	カルシウム	2mg

●夕食（外食）

ハツ串
（ハツ30g）

総タンパク質量 **4.4g**
- 動物性 4.4g
- 植物性 0.0g
- 調味料 0.0g

エネルギー	62kcal	糖質	0.0g
ビタミンD	0.1µg	カルシウム	2mg

豚アスパラ串
（豚バラ肉40g、アスパラガス20g）

総タンパク質量 **5.9g**
- 動物性 5.4g
- 植物性 0.5g
- 調味料 0.0g

エネルギー	178kcal	糖質	0.5g
ビタミンD	0.0µg	カルシウム	5mg

豚バラ串
（豚バラ肉30g）

総タンパク質量 **4.0g**
- 動物性 4.0g
- 植物性 0.0g
- 調味料 0.0g

エネルギー	130kcal	糖質	0.0g
ビタミンD	0.0µg	カルシウム	1mg

牛串焼き
（牛肩ロース肉40g）

総タンパク質量 **6.5g**
- 動物性 6.5g
- 植物性 0.0g
- 調味料 0.0g

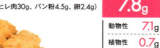

エネルギー	127kcal	糖質	0.1g
ビタミンD	0.0µg	カルシウム	2mg

牛肉の串揚げ
（牛ヒレ肉30g、パン粉4.5g、卵2.4g）

総タンパク質量 **7.3g**
- 動物性 6.5g
- 植物性 0.7g
- 調味料 0.0g

エネルギー	118kcal	糖質	3.5g
ビタミンD	0.0µg	カルシウム	4mg

豚肉の串揚げ
（豚ヒレ肉30g、パン粉4.5g、卵2.4g）

総タンパク質量 **7.8g**
- 動物性 7.1g
- 植物性 0.7g
- 調味料 0.0g

エネルギー	93kcal	糖質	3.4g
ビタミンD	0.0µg	カルシウム	4mg

ウインナーの串揚げ
（ウインナー20g、パン粉1.9g、卵1.4g）

総タンパク質量 **3.2g**
- 動物性 2.8g
- 植物性 0.4g
- 調味料 0.0g

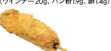

エネルギー	110kcal	糖質	2.4g
ビタミンD	0.1µg	カルシウム	3mg

ピーマン肉詰めの串揚げ
（牛ひき肉8.4g、豚ひき肉3.6g、パン粉1.2g）

総タンパク質量 **3.2g**
- 動物性 2.5g
- 植物性 0.7g
- 調味料 0.0g

エネルギー	105kcal	糖質	3.3g
ビタミンD	0.1µg	カルシウム	8mg

寿司 ／ 焼き鳥＆串揚げ ／ 焼き肉店メニュー ／ 居酒屋メニュー ／ おでん ／ 鍋

ささみの串揚げ
（鶏ささみ肉20g、パン粉3g、卵1.6g）

総タンパク質量	**5.3g**
動物性	4.8g
植物性	0.5g
調味料	0.0g

エネルギー	61kcal	糖質	2.3g
ビタミンD	0.0μg	カルシウム	3mg

アスパラベーコンの串揚げ
（ベーコン15g、卵3.1g、パン粉2.5g）

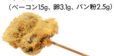

総タンパク質量	**3.0g**
動物性	2.3g
植物性	0.7g
調味料	0.0g

エネルギー	126kcal	糖質	2.7g
ビタミンD	0.1μg	カルシウム	5mg

えびの串揚げ
（えび20g、パン粉1.9g、卵1.4g）

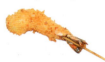

総タンパク質量	**4.2g**
動物性	3.9g
植物性	0.3g
調味料	0.0g

エネルギー	52kcal	糖質	1.6g
ビタミンD	0.0μg	カルシウム	15mg

きすの串揚げ
（きす25g、パン粉2.9g、卵1.3g）

総タンパク質量	**5.3g**
動物性	4.8g
植物性	0.5g
調味料	0.0g

エネルギー	60kcal	糖質	2.5g
ビタミンD	0.2μg	カルシウム	9mg

ほたての串揚げ
（ほたて20g、パン粉1.5g、卵0.9g）

総タンパク質量	**3.8g**
動物性	3.5g
植物性	0.3g
調味料	0.0g

エネルギー	57kcal	糖質	1.9g
ビタミンD	0.0μg	カルシウム	3mg

かきの串揚げ
（かき17g、パン粉2.2g、卵1.9g）

総タンパク質量	**1.7g**
動物性	1.4g
植物性	0.4g
調味料	0.0g

エネルギー	75kcal	糖質	2.5g
ビタミンD	0.0μg	カルシウム	17mg

うずら卵の串揚げ
（うずらの卵30g、パン粉2.1g、卵1.9g）

総タンパク質量	**4.4g**
動物性	4.0g
植物性	0.4g
調味料	0.0g

エネルギー	115kcal	糖質	1.9g
ビタミンD	0.8μg	カルシウム	20mg

チーズの串揚げ
（カマンベールチーズ10g、パン粉1.1g、卵0.9g）

総タンパク質量	**2.2g**
動物性	2.0g
植物性	0.2g
調味料	0.0g

エネルギー	55kcal	糖質	1.0g
ビタミンD	0.0μg	カルシウム	47mg

*「Tr」とは微量を示しています。

外食 焼き肉店メニュー

カルビ
(牛バラ肉90g、サニーレタス5g)

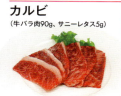

総タンパク質量	**11.6g**
動物性	11.5g
植物性	0.1g
調味料	0.0g

エネルギー	384kcal	糖質	0.3g
ビタミンD	0.0μg	カルシウム	6mg

ロース
(牛リブロース肉105g、サニーレタス5g)

総タンパク質量	**14.9g**
動物性	14.8g
植物性	0.1g
調味料	0.0g

エネルギー	430kcal	糖質	0.3g
ビタミンD	0.1μg	カルシウム	8mg

ハラミ
(ハラミ150g、サラダ菜5g)

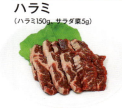

総タンパク質量	**22.4g**
動物性	22.4g
植物性	0.1g
調味料	0.0g

エネルギー	452kcal	糖質	0.5g
ビタミンD	0.0μg	カルシウム	6mg

ミノ
(ミノ100g、サラダ菜5g)

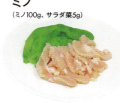

総タンパク質量	**24.6g**
動物性	24.5g
植物性	0.1g
調味料	0.0g

エネルギー	183kcal	糖質	0.0g
ビタミンD	Tr	カルシウム	14mg

タン
(牛タン90g、サニーレタス5g)

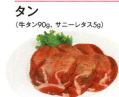

総タンパク質量	**12.0g**
動物性	12.0g
植物性	0.1g
調味料	0.0g

エネルギー	321kcal	糖質	0.2g
ビタミンD	0.0μg	カルシウム	6mg

ホルモン
(牛ホルモン100g、サニーレタス5g)

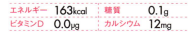

総タンパク質量	**9.4g**
動物性	9.3g
植物性	0.1g
調味料	0.0g

エネルギー	163kcal	糖質	0.1g
ビタミンD	0.0μg	カルシウム	12mg

鶏肉
(鶏もも肉120g、サニーレタス5g)

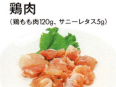

総タンパク質量	**20.0g**
動物性	19.9g
植物性	0.1g
調味料	0.0g

エネルギー	246kcal	糖質	0.1g
ビタミンD	0.5μg	カルシウム	9mg

ウインナー〔3本〕
(ウインナー70g、サニーレタス5g)

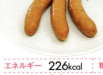

総タンパク質量	**9.3g**
動物性	9.2g
植物性	0.1g
調味料	0.0g

エネルギー	226kcal	糖質	2.2g
ビタミンD	0.3μg	カルシウム	8mg

ユッケ
(牛もも肉100g、卵黄17g、しょうゆ4.1g)

総タンパク質量 **24.5g**

動物性 24.1g
植物性 0.1g
調味料 0.4g

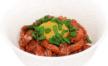

エネルギー	279kcal	糖質	3.1g
ビタミンD	1.0μg	カルシウム	33mg

ナムル
(大豆もやし40g、ほうれん草35g、しょうゆ9g)

総タンパク質量 **3.2g**

動物性 0.0g
植物性 2.5g
調味料 0.7g

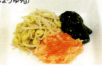

エネルギー	61kcal	糖質	4.0g
ビタミンD	0.0μg	カルシウム	54mg

石焼ビビンパ
(ご飯250g、卵黄17g、大豆もやし40g)

総タンパク質量 **13.3g**

動物性 2.8g
植物性 9.4g
調味料 1.0g

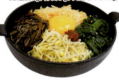

エネルギー	572kcal	糖質	98.3g
ビタミンD	1.0μg	カルシウム	95mg

ビビンパ
(ご飯250g、大豆もやし40g、ほうれん草35g)

総タンパク質量 **10.6g**

動物性 0.0g
植物性 9.5g
調味料 1.0g

エネルギー	506kcal	糖質	98.3g
ビタミンD	0.0μg	カルシウム	71mg

クッパ
(卵25g、ご飯100g、鶏がらスープ200g)

総タンパク質量 **9.3g**

動物性 3.1g
植物性 3.5g
調味料 2.8g

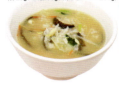

エネルギー	240kcal	糖質	39.1g
ビタミンD	0.5μg	カルシウム	35mg

カルビクッパ
(牛バラ肉40g、卵25g、ご飯100g)

総タンパク質量 **14.4g**

動物性 8.2g
植物性 3.4g
調味料 2.8g

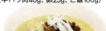

エネルギー	417kcal	糖質	39.5g
ビタミンD	0.5μg	カルシウム	33mg

COLUMN

焼き肉を食べるなら牛タン、ハラミなど低脂肪のものを

焼き肉はタンパク質の補給にぴったり。ただし、脂肪の多い部位はタンパク質の吸収が遅くなるので、低脂肪の牛タンやハラミ、ももを選んで。レバーも、鉄などの栄養が豊富なのでおすすめです。

COLUMN

順番を考えて食べるとさらにダイエット効果アップ

いきなり肉を食べるのではなく、最初にキムチやスープ、サラダを。それから低脂肪の肉、最後にカルビなど脂身の多い肉を少量、という順がベスト。こうすることで、体脂肪が増えるのを防げます。

外食 居酒屋メニュー

手羽先のから揚げ
〔3本〕
（鶏手羽75g、しょうゆ2g、酒1.5g）

総タンパク質量 **13.5g**
- 動物性 13.4g
- 植物性 0.0g
- 調味料 0.2g

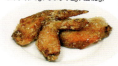

エネルギー	180kcal	糖質	3.4g
ビタミンD	0.3μg	カルシウム	12mg

なんこつのから揚げ
（鶏なんこつ85g、しょうゆ2.3g、酒1.7g）

総タンパク質量 **10.8g**
- 動物性 10.6g
- 植物性 0.0g
- 調味料 0.2g

エネルギー	79kcal	糖質	0.0g
ビタミンD	0.0μg	カルシウム	41mg

たこのから揚げ
（たこ100g、しょうゆ5.6g、にんにく1.6g）

総タンパク質量 **22.3g**
- 動物性 21.7g
- 植物性 0.2g
- 調味料 0.5g

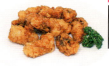

エネルギー	220kcal	糖質	11.9g
ビタミンD	0.0μg	カルシウム	23mg

ささみの梅肉はさみ揚げ
（鶏ささみ肉40g、薄力粉2g、梅干し10g）

総タンパク質量 **9.7g**
- 動物性 9.4g
- 植物性 0.4g
- 調味料 0.0g

エネルギー	127kcal	糖質	3.3g
ビタミンD	0.0μg	カルシウム	7mg

ささみのチーズフライ
（鶏ささみ肉40g、チーズ10g、パン粉6g）

総タンパク質量 **12.8g**
- 動物性 11.9g
- 植物性 1.0g
- 調味料 0.0g

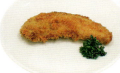

エネルギー	155kcal	糖質	4.6g
ビタミンD	0.1μg	カルシウム	68mg

レバニラ
（牛レバー60g、たけのこ20g、しょうゆ8.4g）

総タンパク質量 **13.5g**
- 動物性 11.8g
- 植物性 1.1g
- 調味料 0.7g

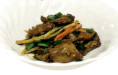

エネルギー	145kcal	糖質	6.7g
ビタミンD	0.0μg	カルシウム	21mg

豚キムチ
（豚ロース肉50g、キムチ40g、もやし50g）

総タンパク質量 **11.5g**
- 動物性 9.2g
- 植物性 2.3g
- 調味料 0.0g

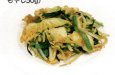

エネルギー	258kcal	糖質	3.1g
ビタミンD	0.1μg	カルシウム	35mg

ホルモン炒め
（豚ホルモン50g、キャベツ80g、しょうゆ12g）

総タンパク質量 **8.3g**
- 動物性 5.9g
- 植物性 1.5g
- 調味料 0.9g

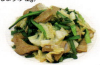

エネルギー	209kcal	糖質	7.8g
ビタミンD	0.3μg	カルシウム	55mg

いかの一夜干し
（いか140g、酢5g）

総タンパク質量 **33.1g**
動物性 33.0g
植物性 0.0g
調味料 0.0g

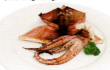

エネルギー 154kcal ｜ 糖質 0.3g
ビタミンD 0.0μg ｜ カルシウム 20mg

あさりバター
（あさり50g、しょうゆ3g、小ねぎ5g）

総タンパク質量 **3.5g**
動物性 3.0g
植物性 0.2g
調味料 0.3g

エネルギー 73kcal ｜ 糖質 1.5g
ビタミンD 0.0μg ｜ カルシウム 40mg

ほっけの塩焼き
（ほっけの塩焼き150g、大根30g、レモン5g）

総タンパク質量 **31.1g**
動物性 30.9g
植物性 0.2g
調味料 0.0g

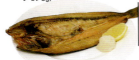

エネルギー 271kcal ｜ 糖質 1.4g
ビタミンD 6.9μg ｜ カルシウム 263mg

鮭のちゃんちゃん焼き
（鮭50g、みそ30g、しめじ40g）

総タンパク質量 **19.7g**
動物性 14.6g
植物性 2.1g
調味料 3.0g

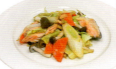

エネルギー 336kcal ｜ 糖質 17.3g
ビタミンD 20.0μg ｜ カルシウム 68mg

まぐろの刺身
（まぐろ赤身40g、大根20g、青じそ0.5g）

総タンパク質量 **9.2g**
動物性 9.1g
植物性 0.1g
調味料 0.0g

エネルギー 47kcal ｜ 糖質 0.6g
ビタミンD 0.8μg ｜ カルシウム 7mg

かつおのたたき
（かつお80g、玉ねぎ15g）

総タンパク質量 **20.8g**
動物性 20.6g
植物性 0.2g
調味料 0.0g

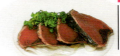

エネルギー 96kcal ｜ 糖質 0.9g
ビタミンD 3.2μg ｜ カルシウム 15mg

かんぱちの刺身
（かんぱち55g、青じそ0.5g）

総タンパク質量 **11.6g**
動物性 11.6g
植物性 0.0g
調味料 0.0g

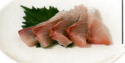

エネルギー 71kcal ｜ 糖質 0.1g
ビタミンD 2.2μg ｜ カルシウム 9mg

さわらの刺身
（さわら40g、大根20g、青じそ0.5g）

総タンパク質量 **8.1g**
動物性 8.0g
植物性 0.1g
調味料 0.0g

エネルギー 75kcal ｜ 糖質 0.6g
ビタミンD 2.8μg ｜ カルシウム 11mg

サーモンマリネ
(サーモン55g、玉ねぎ35g、きゅうり15g)

総タンパク質量 **11.6g**
- 動物性 11.1g
- 植物性 0.6g
- 調味料 0.0g

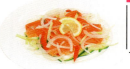

エネルギー	199kcal	糖質	3.4g
ビタミンD	5.5μg	カルシウム	16mg

カルパッチョ
(たい60g、クレソン20g、レモン2g)

総タンパク質量 **13.0g**
- 動物性 12.5g
- 植物性 0.4g
- 調味料 0.0g

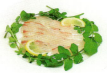

エネルギー	134kcal	糖質	0.2g
ビタミンD	4.2μg	カルシウム	29mg

シーフードサラダ
(えび25g、いか20g、キャベツ50g)

総タンパク質量 **9.1g**
- 動物性 8.3g
- 植物性 0.9g
- 調味料 0.0g

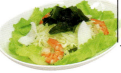

エネルギー	53kcal	糖質	2.3g
ビタミンD	0.1μg	カルシウム	46mg

シーザーサラダ
(パルメザンチーズ10g、ベーコン10g、生クリーム5.9g)

総タンパク質量 **7.8g**
- 動物性 6.6g
- 植物性 1.2g
- 調味料 0.0g

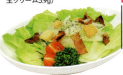

エネルギー	302kcal	糖質	4.4g
ビタミンD	0.1μg	カルシウム	146mg

枝豆
(枝豆20g)

総タンパク質量 **2.3g**
- 動物性 0.0g
- 植物性 2.3g
- 調味料 0.0g

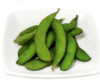

エネルギー	27kcal	糖質	0.9g
ビタミンD	0.0μg	カルシウム	15mg

冷やっこ
(絹ごし豆腐100g、かつお節0.5g、小ねぎ3g)

総タンパク質量 **5.3g**
- 動物性 0.4g
- 植物性 5.0g
- 調味料 0.0g

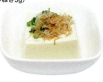

エネルギー	59kcal	糖質	1.8g
ビタミンD	0.0μg	カルシウム	60mg

豆腐サラダ
(絹ごし豆腐100g、トマト40g、かいわれ大根10g)

総タンパク質量 **5.8g**
- 動物性 0.2g
- 植物性 5.6g
- 調味料 0.0g

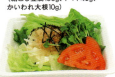

エネルギー	70kcal	糖質	3.8g
ビタミンD	0.0μg	カルシウム	71mg

豆腐チャンプルー
(豚ロース肉30g、ソフト豆腐100g、もやし40g)

総タンパク質量 **11.9g**
- 動物性 5.8g
- 植物性 5.9g
- 調味料 0.2g

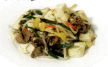

エネルギー	232kcal	糖質	12.7g
ビタミンD	0.0μg	カルシウム	100mg

●夕食(外食) / 寿司 / 焼き鳥&串揚げ / 焼き肉店メニュー / 居酒屋メニュー / おでん / 鍋

外食 おでん

牛すじ
(牛すじ20g、だし汁24g、薄口しょうゆ0.6g)

総タンパク質量 **5.8g**
- 動物性 5.7g
- 植物性 0.0g
- 調味料 0.1g

エネルギー	33kcal	糖質	0.4g
ビタミンD	0.0μg	カルシウム	4mg

つくね〔2個〕
(鶏ひき肉38g、卵6.3g、だし汁75g)

総タンパク質量 **7.9g**
- 動物性 7.3g
- 植物性 0.1g
- 調味料 0.4g

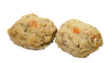

エネルギー	97kcal	糖質	2.8g
ビタミンD	0.2μg	カルシウム	14mg

ロールキャベツ
(牛ひき肉23g、豚ひき肉10g、キャベツ35g)

総タンパク質量 **7.8g**
- 動物性 6.3g
- 植物性 1.0g
- 調味料 0.5g

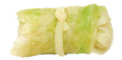

エネルギー	132kcal	糖質	5.9g
ビタミンD	0.1μg	カルシウム	36mg

さつま揚げ
(さつま揚げ30g、だし汁36g、薄口しょうゆ1.7g)

総タンパク質量 **4.0g**
- 動物性 3.8g
- 植物性 0.0g
- 調味料 0.2g

エネルギー	45kcal	糖質	4.8g
ビタミンD	0.3μg	カルシウム	20mg

はんぺん
(はんぺん50g、だし汁60g、薄口しょうゆ2.8g)

総タンパク質量 **5.3g**
- 動物性 5.0g
- 植物性 0.0g
- 調味料 0.3g

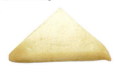

エネルギー	53kcal	糖質	6.7g
ビタミンD	Tr	カルシウム	10mg

ちくわ
(ちくわ25g、だし汁30g、薄口しょうゆ1.4g)

総タンパク質量 **3.2g**
- 動物性 3.1g
- 植物性 0.0g
- 調味料 0.2g

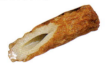

エネルギー	33kcal	糖質	3.9g
ビタミンD	0.3μg	カルシウム	5mg

たこ
(たこ70g、だし汁84g、薄口しょうゆ2.1g)

総タンパク質量 **15.6g**
- 動物性 15.2g
- 植物性 0.0g
- 調味料 0.4g

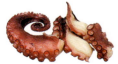

エネルギー	76kcal	糖質	1.3g
ビタミンD	0.0μg	カルシウム	16mg

つみれ〔2個〕
(つみれ40g、だし汁48g、薄口しょうゆ2.2g)

総タンパク質量 **5.1g**
- 動物性 4.8g
- 植物性 0.0g
- 調味料 0.3g

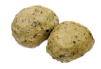

エネルギー	50kcal	糖質	3.4g
ビタミンD	2.0μg	カルシウム	26mg

*「Tr」とは微量を示しています。

ごぼう天〔2本〕
(さつま揚げ35g、だし汁48g、薄口しょうゆ2.3g)

総タンパク質量 **4.7g**
- 動物性 4.4g
- 植物性 0.1g
- 調味料 0.3g

エネルギー	57kcal	糖質	6.2g
ビタミンD	0.4μg	カルシウム	26mg

大根
(大根100g、だし汁120g、薄口しょうゆ3g)

総タンパク質量 **0.9g**
- 動物性 0.0g
- 植物性 0.4g
- 調味料 0.5g

エネルギー	28kcal	糖質	4.5g
ビタミンD	0.0μg	カルシウム	27mg

卵
(卵50g、だし汁60g、薄口しょうゆ1.5g)

総タンパク質量 **6.4g**
- 動物性 6.2g
- 植物性 0.0g
- 調味料 0.3g

エネルギー	81kcal	糖質	1.0g
ビタミンD	0.9μg	カルシウム	28mg

がんもどき〔2個〕
(がんもどき50g、だし汁60g、薄口しょうゆ1.5g)

総タンパク質量 **7.9g**
- 動物性 0.0g
- 植物性 7.7g
- 調味料 0.3g

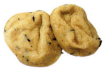

エネルギー	119kcal	糖質	1.0g
ビタミンD	0.0μg	カルシウム	137mg

厚揚げ
(厚揚げ40g、だし汁48g、薄口しょうゆ1.2g)

総タンパク質量 **4.5g**
- 動物性 0.0g
- 植物性 4.3g
- 調味料 0.2g

エネルギー	64kcal	糖質	0.8g
ビタミンD	0.0μg	カルシウム	98mg

豆腐
(焼き豆腐75g、だし汁90g、薄口しょうゆ2.3g)

総タンパク質量 **6.3g**
- 動物性 0.0g
- 植物性 5.9g
- 調味料 0.4g

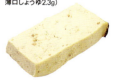

エネルギー	74kcal	糖質	1.6g
ビタミンD	0.0μg	カルシウム	116mg

こんにゃく
(だし汁72g、こんにゃく60g、薄口しょうゆ1.8g)

総タンパク質量 **0.4g**
- 動物性 0.0g
- 植物性 0.1g
- 調味料 0.3g

エネルギー	9kcal	糖質	1.1g
ビタミンD	0.0μg	カルシウム	28mg

もち入り巾着
(油揚げ15g、もち20g、だし汁42g)

総タンパク質量 **4.5g**
- 動物性 0.0g
- 植物性 4.4g
- 調味料 0.2g

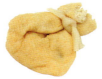

エネルギー	113kcal	糖質	10.6g
ビタミンD	0.0μg	カルシウム	50mg

●夕食（外食） 寿司 焼き鳥&串揚げ 焼き肉店メニュー 居酒屋メニュー おでん 鍋

外食 鍋

寄せ鍋
(たら40g、鶏もも肉40g、えび20g)

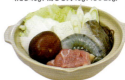

総タンパク質量 **23.2g**
- 動物性 17.4g
- 植物性 4.3g
- 調味料 1.6g

エネルギー 232kcal | 糖質 13.5g
ビタミンD 0.6μg | カルシウム 151mg

土手鍋
(鍋つゆ170g、かき60g、焼き豆腐50g)

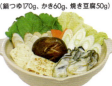

総タンパク質量 **20.8g**
- 動物性 4.0g
- 植物性 7.1g
- 調味料 9.7g

エネルギー 365kcal | 糖質 35.1g
ビタミンD 0.1μg | カルシウム 240mg

石狩鍋
(鮭120g、鍋つゆ175g、じゃがいも100g)

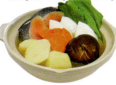

総タンパク質量 **38.2g**
- 動物性 26.8g
- 植物性 3.2g
- 調味料 8.2g

エネルギー 436kcal | 糖質 38.4g
ビタミンD 38.5μg | カルシウム 75mg

すき焼き
(牛リブロース肉90g、卵50g、焼き豆腐50g)

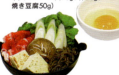

総タンパク質量 **25.4g**
- 動物性 18.8g
- 植物性 5.3g
- 調味料 1.2g

エネルギー 587kcal | 糖質 14.9g
ビタミンD 1.1μg | カルシウム 167mg

しゃぶしゃぶ
(牛リブロース肉105g、木綿豆腐70g、春菊30g)

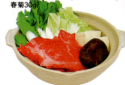

総タンパク質量 **22.9g**
- 動物性 15.8g
- 植物性 7.0g
- 調味料 0.2g

エネルギー 488kcal | 糖質 6.7g
ビタミンD 0.2μg | カルシウム 160mg

水炊き
(鶏もも肉80g、木綿豆腐70g、しょうゆ15.8g)

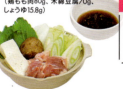

総タンパク質量 **22.0g**
- 動物性 13.3g
- 植物性 7.2g
- 調味料 1.5g

エネルギー 313kcal | 糖質 19.8g
ビタミンD 0.4μg | カルシウム 176mg

ちゃんこ鍋
(鶏ひき肉60g、鶏もも肉40g、えび20g)

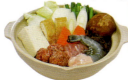

総タンパク質量 **28.9g**
- 動物性 21.1g
- 植物性 6.6g
- 調味料 1.2g

エネルギー 349kcal | 糖質 8.5g
ビタミンD 0.3μg | カルシウム 172mg

キムチ鍋
(豚肩ロース肉60g、木綿豆腐70g、鶏がらスープ160g)

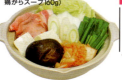

総タンパク質量 **21.1g**
- 動物性 10.6g
- 植物性 8.0g
- 調味料 2.5g

エネルギー 303kcal | 糖質 10.9g
ビタミンD 0.1μg | カルシウム 143mg

みそ鍋
(豚肩ロース肉50g、たら40g、木綿豆腐80g)

総タンパク質量 32.0g
- 動物性 19.6g
- 植物性 10.1g
- 調味料 2.3g

エネルギー	374kcal	糖質	16.4g
ビタミンD	0.7μg	カルシウム	193mg

もつ鍋
(牛もつ100g、鍋つゆ〈みそ〉40g、キャベツ100g)

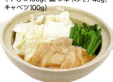

総タンパク質量 12.8g
- 動物性 9.3g
- 植物性 2.0g
- 調味料 1.4g

エネルギー	235kcal	糖質	10.6g
ビタミンD	0.0μg	カルシウム	67mg

野菜鍋
(豚肩ロース肉60g、油揚げ15g、鍋つゆ〈しょうゆ〉50g)

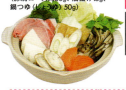

総タンパク質量 18.0g
- 動物性 10.6g
- 植物性 6.1g
- 調味料 1.3g

エネルギー	298kcal	糖質	12.6g
ビタミンD	1.0μg	カルシウム	148mg

たらちり
(たら60g、木綿豆腐60g、春菊30g)

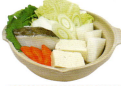

総タンパク質量 16.6g
- 動物性 10.6g
- 植物性 5.9g
- 調味料 0.2g

エネルギー	135kcal	糖質	7.4g
ビタミンD	0.6μg	カルシウム	169mg

きりたんぽ鍋
(鶏もも肉60g、きりたんぽ140g、鍋つゆ〈鶏がらだし〉60g)

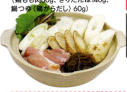

総タンパク質量 17.8g
- 動物性 10.0g
- 植物性 6.4g
- 調味料 1.5g

エネルギー	487kcal	糖質	73.9g
ビタミンD	1.2μg	カルシウム	93mg

豆乳鍋
(豚肩ロース肉60g、絹ごし豆腐105g、調製豆乳72g)

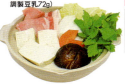

総タンパク質量 20.3g
- 動物性 10.6g
- 植物性 8.9g
- 調味料 0.8g

エネルギー	296kcal	糖質	9.1g
ビタミンD	0.1μg	カルシウム	142mg

COLUMN
ダイエット中におすすめの鍋料理は栄養バランス満点

肉や魚介類、豆腐などのタンパク質、野菜、きのこがたくさん食べられる鍋料理は、理想的なダイエット食。体を温めるので代謝が上がる、食物繊維がとれるので腸内環境が整うなどの効果があります。

COLUMN
鍋のしめは糖質ゼロ麺にしてダイエットをサポート!

鍋のしめとしてご飯や麺を入れたくなりますが、ダイエット中なら糖質ゼロ麺を加えて、卵でとじるのが◎。ただ、筋トレの後に食べる場合は、食べすぎなければ糖質もとってOKです。

100g中の
タンパク質量等成分表

*『日本食品標準成分表 2015年版（七訂）』をもとに算出

分類	食品名	タンパク質 (g)	エネルギー (kcal)	糖質 (g)	ビタミンD (μg)	カルシウム (mg)
牛肉	牛肩肉（脂身つき、生）	16.8	257	0.4	0.0	4
	牛肩肉（赤身、生）	19.9	143	0.5	0.0	4
	牛肩ロース肉（脂身つき、生）	16.2	318	0.2	0.1	4
	牛肩ロース肉（赤身、生）	19.1	212	0.2	0.1	4
	牛リブロース肉（脂身つき、生）	14.1	409	0.2	0.1	4
	牛リブロース肉（赤身、生）	18.8	248	0.3	0.2	4
	牛サーロイン肉（脂身つき、生）	16.5	334	0.4	0.0	4
	牛サーロイン肉（赤身、生）	21.1	177	0.6	0.0	4
	牛バラ肉（脂身つき、生）	12.8	426	0.3	0.0	3
	牛もも肉（脂身つき、生）	19.5	209	0.4	0.0	4
	牛もも肉（赤身、生）	21.9	140	0.4	0.0	4
	牛ランプ肉（脂身つき、生）	18.6	248	0.6	0.0	4
	牛ランプ肉（赤身、生）	22.0	153	0.7	0.0	4
	牛ヒレ肉（赤身、生）	20.8	195	0.5	0.0	4
	牛ひき肉（生）	17.1	272	0.3	0.1	6
	牛タン（生）	13.3	356	0.2	0.0	3
	牛ハツ（生）	16.5	142	0.1	0.0	5
	牛レバー（生）	19.6	132	3.7	0.0	5
	牛テール（生）	11.6	492	Tr	0.0	7
豚肉	豚肩肉（脂身つき、生）	18.5	216	0.2	0.2	4
	豚肩肉（赤身、生）	20.9	125	0.2	0.1	4
	豚肩ロース肉（脂身つき、生）	17.1	253	0.1	0.3	4
	豚肩ロース肉（赤身、生）	19.7	157	0.1	0.2	4
	豚ロース肉（脂身つき、生）	19.3	263	0.2	0.1	4
	豚ロース肉（赤身、生）	22.7	150	0.3	0.1	5
	豚バラ肉（脂身つき、生）	14.4	395	0.1	0.5	3
	豚もも肉（脂身つき、生）	20.5	183	0.2	0.1	4
	豚もも肉（赤身、生）	22.1	128	0.2	0.1	4
	豚ヒレ肉（赤身、生）	22.2	130	0.3	0.3	3
	豚ひき肉（生）	17.7	236	0.1	0.4	6
	豚レバー（生）	20.4	128	2.5	1.3	5
	豚足（ゆで）	20.1	230	Tr	1.0	12
鶏肉	鶏手羽（皮つき、生）	17.8	210	0.0	0.4	14
	鶏手羽先（皮つき、生）	17.4	226	0.0	0.6	20
	鶏手羽元（皮つき、生）	18.2	197	0.0	0.3	10
	鶏むね肉（皮つき、生）	21.3	145	0.1	0.1	4
	鶏むね肉（皮なし、生）	23.3	116	0.1	0.1	4
	鶏もも肉（皮つき、生）	16.6	204	0.0	0.4	5
	鶏もも肉（皮なし、生）	19.0	127	0.0	0.2	5
	鶏ささみ（生）	23.0	105	0.0	0.0	3
	鶏ひき肉（生）	17.5	186	0.0	0.1	8
	鶏レバー（生）	18.9	111	0.6	0.2	5

*「Tr」とは微量、「-」とは未測定、「(0)」とは推定値を示しています。

分類		食品名	タンパク質 (g)	エネルギー (kcal)	糖質 (g)	ビタミンD (μg)	カルシウム (mg)
肉類	鶏肉	砂肝（生）	18.3	94	Tr	0.0	7
		軟骨（生）	12.5	54	0.4	0.0	47
	羊肉	マトンロース肉（脂身つき、生）	19.8	225	0.2	0.7	3
		マトンもも肉（脂身つき、生）	18.8	224	0.1	0.4	4
		ラム肩肉（脂身つき、生）	17.1	233	0.1	0.9	4
		ラムロース肉（脂身つき、生）	15.6	310	0.2	0.0	10
		ラムもも肉（脂身つき、生）	20.0	198	0.3	0.1	3
	その他	いのしし（脂身つき、生）	18.8	268	0.5	0.4	4
		うま（赤身、生）	20.1	110	0.3	-	11
		合鴨（皮つき、生）	14.2	333	0.1	1.0	5
		真鴨（皮なし、生）	23.6	128	0.1	3.1	5
		きじ（皮なし、生）	23.0	108	0.1	0.5	8
		七面鳥（皮なし、生）	23.5	106	0.1	0.1	8
		くじら（赤身、生）	24.1	106	0.2	0.1	3
		すっぽん（生）	16.4	197	0.5	3.6	18
	肉加工品	コンビーフ缶	19.8	203	1.7	0.0	15
		生ハム（促成）	24.0	247	0.5	0.3	6
		生ハム（長期熟成）	25.7	268	0.0	0.8	11
		ベーコン	12.9	405	0.3	0.5	6
		ボンレスハム	18.7	118	1.8	0.6	8
		ロースハム	16.5	196	1.3	0.6	10
		ウインナーソーセージ	13.2	321	3.0	0.5	7
		フォアグラ（ゆで）	8.3	510	1.5	0.9	3
魚介類	魚類	まあじ（生）	19.7	126	0.1	8.9	66
		あなご（生）	17.3	161	Tr	0.4	75
		あゆ（天然、生）	18.3	100	0.1	1.0	270
		あゆ（養殖、生）	17.8	152	0.6	8.0	250
		あんこう（生）	13.0	58	0.3	1.0	8
		あんこう肝（生）	10.0	445	2.2	110.0	6
		まいわし（生）	19.2	169	0.2	32.0	74
		うなぎ（生）	17.1	255	0.3	18.0	130
		うなぎ肝（生）	13.0	118	3.5	3.0	19
		かつお（春獲り、生）	25.8	114	0.1	4.0	11
		まがれい（生）	19.6	95	0.1	13.0	43
		かんぱち（生）	21.0	129	0.1	4.0	15
		きす（生）	18.5	80	0.0	0.7	27
		きんめだい（生）	17.8	160	0.1	2.0	31
		鮭（白鮭、生）	22.3	133	0.1	32.0	14
		鮭（紅鮭、生）	22.5	138	0.1	33.0	10
		まさば（生）	20.6	247	0.3	5.1	6
		さわら（生）	20.1	177	0.1	7.0	13
		さんま（生）	17.6	297	0.1	14.9	26
		しらす（生）	15.0	76	0.1	6.7	210
		ししゃも（生干し、生）	21.0	166	0.2	0.6	330
		すずき（生）	19.8	123	Tr	10.0	12
		まだい（天然、生）	20.6	142	0.1	5.0	11
		まだい（養殖、生）	20.9	177	0.1	7.0	12
		まだら（生）	17.6	77	0.1	1.0	32
		にしん（生）	17.4	216	0.1	22.0	27
		ひらめ（天然、生）	20.0	103	Tr	3.0	22

分類		食品名	タンパク質 (g)	エネルギー (kcal)	糖質 (g)	ビタミンD (μg)	カルシウム (mg)
魚介類	魚類	ひらめ（養殖、生）	21.6	126	Tr	1.9	30
		ふぐ （生）	18.9	84	Tr	6.0	5
		ぶり（生）	21.4	257	0.3	8.0	5
		ほっけ（開き干し、生）	20.6	176	0.1	4.6	170
		まかじき（生）	23.1	115	0.1	12.0	5
		くろまぐろ（赤身、生）	26.4	125	0.1	5.0	5
		くろまぐろ（脂身、生）	20.1	344	0.1	18.0	7
		めかじき（生）	19.2	153	0.1	8.8	3
	魚介類	あまえび（生）	19.8	87	0.1	(0)	50
		いせえび（生）	20.9	92	Tr	(0)	37
		くるまえび（生）	21.6	97	Tr	(0)	41
		大正えび（生）	21.7	95	0.1	(0)	34
		しばえび（生）	18.7	83	0.1	(0)	56
		バナメイえび（生）	19.6	91	0.7	0.0	68
		ブラックタイガー（生）	18.4	82	0.3	(0)	67
		毛がに（生）	15.8	72	0.2	(0)	61
		ずわいがに（生）	13.9	63	0.1	(0)	90
		たらばがに（生）	13.0	59	0.2	(0)	51
		するめいか（生）	17.9	83	0.1	0.3	11
		ほたるいか（生）	11.8	84	0.2	(0)	14
		やりいか（生）	17.6	85	0.4	(0)	10
		たこ（生）	16.4	76	0.1	(0)	16
		あか貝（生）	13.5	74	3.5	(0)	40
		あさり（生）	6.0	30	0.4	0.0	66
		あわび（生）	12.7	73	4.0	(0)	20
		かき（生）	6.6	60	4.7	(0)	88
		さざえ（生）	19.4	89	0.8	(0)	22
		しじみ（生）	7.5	64	4.5	0.2	240
		とり貝（生）	12.9	86	6.9	(0)	19
		はまぐり（生）	6.1	39	1.8	(0)	130
		ほたて貝（生）	13.5	72	1.5	(0)	22
		ほたて貝柱（生）	16.9	88	3.5	0.0	7
		みる貝（生）	18.3	82	0.3	(0)	55
		うに（生）	16.0	120	3.3	(0)	12
		なまこ（生）	4.6	23	0.5	(0)	72
	魚介加工品	あさり缶（水煮）	20.3	114	1.9	(0)	110
		あなご（蒸し）	17.6	194	Tr	0.8	64
		いくら	32.6	272	0.2	44.0	94
		いわし缶（水煮）	20.7	188	0.1	6.0	320
		いわし缶（味つけ）	20.4	212	5.7	20.0	370
		うなぎ（蒲焼き）	23.0	293	3.1	19.0	150
		かつお節	77.1	356	0.8	6.0	28
		かつお缶（味つけ）	18.4	141	10.7	9.0	29
		かつお缶（油漬け）	18.8	293	0.1	4.0	5
		かに缶（水煮）	16.3	73	0.2	(0)	68
		かに風味かまぼこ	12.1	90	9.2	1.0	120
		かまぼこ	12.0	95	9.7	2.0	25
		辛子明太子	21.0	126	3.0	1.0	23
		くらげ（塩蔵、塩抜き）	5.2	22	Tr	(0)	2
		魚肉ソーセージ	11.5	161	12.6	0.9	100

＊「Tr」とは微量、「-」とは未測定、「(0)」とは推定値を示しています。

100g中のタンパク質量等成分表

分類		食品名	タンパク質 (g)	エネルギー (kcal)	糖質 (g)	ビタミンD (μg)	カルシウム (mg)
魚介類	魚介加工品	桜えび（素干し）	64.9	312	0.1	(0)	2000
		桜えび（ゆで）	18.2	91	Tr	(0)	690
		鮭缶（水煮）	21.2	170	0.1	8.0	190
		さつま揚げ	12.5	139	13.9	1.0	60
		さば缶（水煮）	20.9	190	0.2	11.0	260
		さば缶（みそ煮）	16.3	217	6.6	5.0	210
		さんま缶（味つけ）	18.9	268	5.6	13.0	280
		さんま缶（蒲焼き）	17.4	225	9.7	12.0	250
		塩辛	15.2	117	6.5	(0)	16
		しらす干し	23.1	113	0.2	46.0	210
		たらこ	24.0	140	0.4	1.7	24
		ツナ缶（水煮）	16.0	71	0.2	3.0	5
		ツナ缶（油漬け）	17.7	267	0.1	2.0	4
		はんぺん	9.9	94	11.4	Tr	15
		ふかひれ	83.9	342	Tr	1.0	65
		ほたて缶（貝柱、水煮）	19.5	94	1.5	(0)	50
卵類	卵	卵（生）	12.3	151	0.3	1.8	51
		卵（ゆで）	12.9	151	0.3	1.8	51
		うずら卵（生）	12.6	179	0.3	2.5	60
		うずら卵（水煮缶詰）	11.0	182	0.6	2.6	47
	卵加工品	厚焼きたまご	10.8	151	6.4	0.6	44
		だし巻きたまご	11.2	128	0.5	0.7	46
		たまご豆腐	6.4	79	2.0	0	27
乳類	乳	牛乳	3.3	67	4.8	0.3	110
		加工乳（濃厚）	3.5	73	5.2	Tr	110
		加工乳（低脂肪）	3.8	46	5.5	Tr	130
		やぎ乳	3.1	63	4.5	0	120
		コーヒー牛乳	2.2	56	7.2	Tr	80
		フルーツ牛乳	1.2	46	9.9	Tr	40
	クリーム	生クリーム（乳脂肪）	2.0	433	3.1	0.5	60
		生クリーム（植物性脂肪）	6.8	392	2.9	0	33
	チーズ	エダムチーズ	28.9	356	1.4	0.2	660
		エメンタールチーズ	27.3	429	1.6	0.1	1200
		カテージチーズ	13.3	105	1.9	0.0	55
		カマンベールチーズ	19.1	310	0.9	0.2	460
		クリームチーズ	8.2	346	2.3	0.2	70
		ゴーダチーズ	25.8	380	1.4	0.0	680
		チェダーチーズ	25.7	423	1.4	0.0	740
		パルメザンチーズ	44.0	475	1.9	0.2	1300
		ブルーチーズ	18.8	349	1.0	0.3	590
		マスカルポーネチーズ	4.4	293	4.3	0.2	150
		モッツァレラチーズ	18.4	276	4.2	0.2	330
		シェーブルチーズ（やぎのチーズ）	20.6	296	2.7	0.3	130
		リコッタチーズ	7.1	162	6.7	0.0	340
		プロセスチーズ	22.7	339	1.3	Tr	630
	ヨーグルト	プレーンヨーグルト（全脂無糖）	3.6	62	4.9	0.0	120
		ヨーグルト（低脂肪無糖）	3.7	45	5.2	0.0	130
		ヨーグルト（無脂肪無糖）	4.0	42	5.7	0.0	140
		加糖ヨーグルト	4.3	67	11.9	Tr	120
		飲むヨーグルト	2.9	65	12.2	Tr	110

分類		食品名	タンパク質 (g)	エネルギー (kcal)	糖質 (g)	ビタミンD (µg)	カルシウム (mg)
豆類・大豆加工品	豆類	小豆（全粒、乾）	20.3	339	40.9	(0)	75
		小豆（つぶしあん）	5.6	244	48.3	(0)	19
		小豆（こしあん）	9.8	155	20.3	(0)	25
		いんげん豆（全粒、乾）	19.9	333	38.5	(0)	130
		青えんどう（全粒、乾）	21.7	352	43.0	(0)	65
		きな粉（脱皮大豆）	37.5	451	14.2	(0)	180
		きな粉（全粒大豆）	36.7	450	10.4	(0)	190
		金時豆（全粒、乾）	19.9	333	38.5	(0)	130
		ささげ（全粒、乾）	23.9	336	36.6	(0)	75
		炒り大豆（黄大豆）	37.5	439	13.9	(0)	160
		ひよこ豆（全粒、乾）	20.0	374	45.2	(0)	100
		レンズ豆（全粒、乾）	23.2	352	44.0	(0)	57
	大豆加工品	厚揚げ	10.7	150	0.2	(0)	240
		油揚げ（生）	23.4	410	0.0	(0)	310
		おから（生）	6.1	111	2.3	(0)	81
		がんもどき	15.3	228	0.2	(0)	270
		絹ごし豆腐	4.9	56	1.7	(0)	57
		木綿豆腐	6.6	72	1.2	(0)	86
		焼き豆腐	7.8	88	0.5	(0)	150
		沖縄豆腐	9.1	106	0.2	(0)	120
		高野豆腐（乾）	50.5	536	1.7	(0)	630
		無調整豆乳	3.6	46	2.9	(0)	15
		調製豆乳	3.2	64	4.5	(0)	31
		湯葉（生）	21.8	231	3.3	(0)	90
		湯葉（干し）	50.4	530	4.2	(0)	210
		糸引き納豆	16.5	200	5.4	(0)	90
		ひきわり納豆	16.6	194	4.6	(0)	59
		テンペ	15.8	202	5.2	(0)	70
種実類		アーモンド（乾）	19.6	587	10.8	(0)	250
		カシューナッツ（フライ、味つけ）	19.8	576	20.0	(0)	38
		ぎんなん（生）	4.7	171	33.2	(0)	5
		くるみ（炒り）	14.6	674	4.2	(0)	85
		ココナッツパウダー	6.1	668	9.6	(0)	15
		ごま（炒り）	20.3	599	5.9	(0)	1200
		ごま（乾）	19.8	578	7.6	(0)	1200
		栗（生）	2.8	164	32.7	(0)	23
		ピスタチオ（炒り、味つけ）	17.4	615	11.7	(0)	120
		ひまわりの種（フライ、味つけ）	20.1	611	10.3	(0)	81
		ヘーゼルナッツ（フライ、味つけ）	13.6	684	6.5	(0)	130
		マカダミアナッツ（炒り、味つけ）	8.3	720	6.0	(0)	47
		松の実（炒り）	14.6	690	1.2	(0)	15
		らっかせい（炒り）	26.5	585	12.4	(0)	50
穀類	米類	米（玄米）	6.8	353	71.3	(0)	9
		米（精白米）	6.1	358	77.1	(0)	5
		米（胚芽精米）	6.5	357	74.5	(0)	7
		あわ（精白粒）	11.2	367	66.4	(0)	14
		ご飯（玄米）	2.8	165	34.2	(0)	7
		ご飯（精白米）	2.5	168	36.8	(0)	3
		ご飯（胚芽精米）	2.7	167	35.6	(0)	5

＊「Tr」とは微量、「-」とは未測定、「(0)」とは推定値を示しています。

100g中のタンパク質量等成分表

分類		食品名	タンパク質 (g)	エネルギー (kcal)	糖質 (g)	ビタミンD (µg)	カルシウム (mg)
穀類	米類	おもゆ（精白米）	0.3	21	4.7	(0)	Tr
		全がゆ（精白米）	1.1	71	15.6	(0)	1
		赤飯	4.3	190	40.3	(0)	6
		もち	4.0	234	50.3	(0)	3
		ビーフン	7.0	377	79.0	(0)	14
	パン類	イングリッシュマフィン	8.1	228	39.6	(0)	53
		クロワッサン	7.9	448	42.1	0.1	21
		コッペパン	8.5	265	47.1	(0)	37
		食パン	9.3	264	44.4	(0)	29
		ナン	10.3	262	45.6	(0)	11
		ぶどうパン	8.2	269	48.9	Tr	32
		フランスパン	9.4	279	54.8	(0)	16
		ベーグル	9.6	275	52.1	-	24
		ライ麦パン	8.4	264	47.1	Tr	16
		ロールパン	10.1	316	46.6	0.1	44
	麺類	うどん（ゆで）	2.6	105	20.8	(0)	6
		沖縄そば（ゆで）	5.2	147	26.5	(0)	9
		そうめん・ひやむぎ（乾）	9.5	356	70.2	(0)	17
		そば（乾）	14.0	344	63.0	(0)	24
		そば（ゆで）	4.8	132	24.0	(0)	9
		中華麺（生）	8.6	281	53.6	(0)	21
		蒸し中華麺	5.3	198	36.5	(0)	9
		マカロニ・スパゲッティ（乾）	12.2	379	71.2	(0)	18
	粉類	薄力粉（1等）	8.3	367	73.3	0.0	20
		中力粉（1等）	9.0	367	72.3	0.0	17
		強力粉（1等）	11.8	365	69.0	0.0	17
		ホットケーキミックス	7.8	365	72.6	0.1	100
		オートミール	13.7	380	59.7	(0)	47
		大麦（押麦）	6.2	340	68.2	(0)	17
		ライ麦（全粒粉）	12.7	334	57.4	(0)	31
		小麦胚芽	32.0	426	34.0	(0)	42
		上新粉	6.2	362	77.9	(0)	5
		白玉粉	6.3	369	79.5	(0)	5
		そば粉（全層粉）	12.0	361	65.3	(0)	17
	その他	コーンフレーク	7.8	381	81.2	(0)	1
		餃子の皮	9.3	291	54.8	(0)	16
		生麩	12.7	163	25.7	(0)	13
野菜類		アスパラガス（若茎、生）	2.6	22	2.1	(0)	19
		糸三つ葉（葉、生）	0.9	13	0.6	(0)	47
		枝豆（生）	11.7	135	3.8	(0)	58
		オクラ（果実、生）	2.1	30	1.6	(0)	92
		かいわれ大根（芽ばえ、生）	2.1	21	1.4	(0)	54
		かぶ（根、皮つき、生）	0.7	20	3.1	(0)	24
		かぶ（葉、生）	2.3	20	1.0	(0)	250
		カリフラワー（花序、生）	3.0	27	2.3	(0)	24
		キャベツ（結球葉、生）	1.3	23	3.4	(0)	43
		きゅうり（果実、生）	1.0	14	1.9	(0)	26
		グリーンピース（生）	6.9	93	7.6	(0)	23
		ゴーヤ（果実、生）	1.0	17	1.3	(0)	14

189

分類	食品名	タンパク質 (g)	エネルギー (kcal)	糖質 (g)	ビタミンD (μg)	カルシウム (mg)
野菜類	小ねぎ（葉、生）	2.0	27	2.9	(0)	100
	ごぼう（根、生）	1.8	65	9.7	(0)	46
	小松菜（葉、生）	1.5	14	0.5	(0)	170
	サニーレタス（葉、生）	1.2	16	1.2	(0)	66
	さやいんげん（若ざや、生）	1.8	23	2.7	(0)	48
	さやえんどう（若ざや、生）	3.1	36	4.5	(0)	35
	サラダ菜（葉、生）	1.0	14	0.9	(0)	56
	しし唐辛子（果実、生）	1.9	27	2.1	(0)	11
	しそ（葉、生）	3.9	37	0.2	(0)	230
	春菊（葉、生）	2.3	22	0.7	(0)	120
	しょうが（根茎、生）	0.9	30	4.5	(0)	12
	スイートコーン（未熟種子、生）	3.6	92	13.8	(0)	3
	ズッキーニ（果実、生）	1.3	14	1.5	(0)	24
	スナップえんどう（若ざや、生）	2.9	43	7.4	(0)	32
	西洋かぼちゃ（果実、生）	1.9	91	17.1	(0)	15
	せり（茎葉、生）	2.0	17	0.8	(0)	34
	セロリ（茎柄、生）	0.4	15	2.1	(0)	39
	そら豆（未熟豆、生）	10.9	108	12.9	(0)	22
	大根（根、皮つき、生）	0.5	18	2.7	(0)	24
	大根（葉、生）	2.2	25	1.3	(0)	260
	大豆もやし（生）	3.7	37	0.0	(0)	23
	たけのこ（若茎、生）	3.6	26	1.5	(0)	16
	玉ねぎ（りん茎、生）	1.0	37	7.2	(0)	21
	チンゲン菜（葉、生）	0.6	9	0.8	(0)	100
	とうがん（果実、生）	0.5	16	2.5	(0)	19
	豆苗（茎葉、生）	3.8	27	0.7	(0)	34
	トマト（果実、生）	0.7	19	3.7	(0)	7
	なす（果実、生）	1.1	22	2.9	(0)	18
	菜の花（花らい、茎、生）	4.4	33	1.6	(0)	160
	日本かぼちゃ（果実、生）	1.6	49	8.1	(0)	20
	にら（葉、生）	1.7	21	1.3	(0)	48
	にんじん（根、皮つき、生）	0.7	39	6.5	(0)	28
	にんにく（りん茎、生）	6.4	136	21.3	(0)	14
	根深ねぎ（葉、軟白、生）	1.4	34	5.8	(0)	36
	白菜（結球葉、生）	0.8	14	1.9	(0)	43
	ビーツ（根、生）	1.6	41	6.6	(0)	12
	ピーマン（果実、生）	0.9	22	2.8	(0)	11
	ふき（葉柄、生）	0.3	11	1.7	(0)	40
	ブロッコリー（花序、生）	4.3	33	0.8	(0)	38
	ほうれん草（葉、生）	2.2	20	0.3	(0)	49
	水菜（葉、生）	2.2	23	1.8	(0)	210
	ミニトマト（果実、実）	1.1	29	5.8	(0)	12
	みょうが（花穂、生）	0.9	12	0.5	(0)	25
	芽キャベツ（結球葉、生）	5.7	50	4.4	(0)	37
	ヤングコーン（幼雌穂、生）	2.3	29	3.3	(0)	19
	ラディッシュ（根、生）	0.8	15	1.9	(0)	21
	リーフレタス（葉、生）	1.4	16	1.4	(0)	58
	緑豆もやし（生）	1.7	14	1.3	(0)	10
	レタス（結球葉、生）	0.6	12	1.7	(0)	19
	れんこん（根茎、生）	1.9	66	13.5	(0)	20

190　＊「Tr」とは微量、「-」とは未測定、「(0)」とは推定値を示しています。

100g中のタンパク質量等成分表

分類		食品名	タンパク質 (g)	エネルギー (kcal)	糖質 (g)	ビタミンD (µg)	カルシウム (mg)
いも及びでんぷん類	いも類	いちょういも（塊根、生）	4.5	108	21.2	(0)	12
		さつまいも（塊根、生）	0.9	140	30.3	(0)	40
		さといも（球茎、生）	1.5	58	10.8	(0)	10
		じねんじょ（塊根、生）	2.8	121	24.7	(0)	10
		じゃがいも（塊茎、生）	1.6	76	16.3	(0)	3
		長いも（塊根、生）	2.2	65	12.9	(0)	17
		大和いも（塊根、生）	4.5	123	24.6	(0)	16
	いも・でんぷん加工品	板こんにゃく（精粉こんにゃく）	0.1	5	0.1	(0)	43
		しらたき	0.2	6	0.1	(0)	75
		普通春雨（乾）	0.0	350	85.4	(0)	41
		緑豆春雨（乾）	0.2	356	83.4	(0)	20
きのこ類		えのきだけ（生）	2.7	22	3.7	0.9	Tr
		エリンギ（生）	2.8	19	2.6	1.2	Tr
		きくらげ（乾）	7.9	167	13.7	85.4	310
		なめこ（生）	1.8	15	2.0	0.0	4
		しいたけ（生）	3.0	19	1.5	0.4	1
		干しいたけ	19.3	182	22.4	12.7	10
		ぶなしめじ（生）	2.7	18	1.3	0.6	1
		まいたけ（生）	2.0	15	0.9	4.9	Tr
		マッシュルーム（生）	2.9	11	0.1	0.3	3
		まつたけ（生）	2.0	23	3.5	0.6	6
海藻類		あおさ（素干し）	22.1	130	12.6	(0)	490
		あおのり（素干し）	29.4	164	5.8	(0)	750
		昆布（素干し）	8.2	145	34.4	(0)	710
		焼きのり	41.4	188	8.3	(0)	280
		ひじき（乾）	9.2	145	4.2	(0)	1000
		めかぶわかめ（生）	0.9	11	0.0	(0)	77
		もずく（塩蔵、塩抜き）	0.2	4	0.0	(0)	22
		わかめ（生）	1.9	16	2.0	(0)	100
果実類		アボカド（生）	2.5	187	0.9	(0)	9
		いちご（生）	0.9	34	7.1	(0)	17
		梅干し（塩漬）	0.9	33	6.9	(0)	65
		うんしゅうみかん（砂じょう、普通、生）	0.7	45	11.1	(0)	15
		オリーブ（塩漬、グリーン）	1.0	145	1.2	(0)	79
		オレンジ（砂じょう、生）	1.0	39	9.0	(0)	21
		柿（甘がき、生）	0.4	60	14.3	(0)	9
		キウイフルーツ（生）	1.0	53	11.0	(0)	33
		グレープフルーツ（砂じょう、生）	0.9	38	9.0	(0)	15
		さくらんぼ（国産、生）	1.0	60	14.0	(0)	13
		すいか（生）	0.6	37	9.2	(0)	4
		梨（生）	0.3	43	10.4	(0)	2
		パイナップル（生）	0.6	53	12.5	(0)	11
		バナナ（生）	1.1	86	21.4	(0)	6
		ぶどう（生）	0.4	59	15.2	(0)	6
		ブルーベリー（生）	0.5	49	9.6	(0)	8
		マンゴー（生）	0.6	64	15.6	(0)	15
		メロン（温室メロン、生）	1.1	42	9.8	(0)	8
		もも（生）	0.6	40	8.9	(0)	4
		ラズベリー（生）	1.1	41	5.5	(0)	22
		りんご（皮つき、生）	0.2	61	14.3	(0)	4

監修 藤田 聡（ふじた さとし）

1970年生まれ。立命館大学スポーツ健康科学部教授。
1993年、ノースカロライナ州ファイファー大学スポーツ医学・マネジメント学部卒業。
2002年、南カリフォルニア大学大学院博士課程修了。博士（運動生理学）。
2006年にテキサス大学医学部内科講師、2007年に東京大学大学院新領域創成科学研
究科特任助教を経て、2009年に立命館大学に赴任。
米国生理学会（APS）や米国栄養学会（ASN）より学会賞を受賞。
専門は運動生理学、特に運動や栄養摂取による骨格筋のタンパク質代謝応答。
共著に、『スポーツサイエンス入門』（丸善）など。

STAFF

撮影	安田 裕／田中宏幸
デザイン	原 てるみ　野呂 翠（mill design studio）
編集・構成	丸山みき（SORA企画）
編集協力	圓岡志麻
編集アシスタント	柿本ちひろ（SORA企画）／大森奈津
レシピ作成・調理・スタイリング	キムアヤン
写真＆データ協力	マッシュルームソフト
栄養計算	角島理美
イラスト	藤原なおこ
企画・編集	森 香織（朝日新聞出版　生活・文化編集部）

きんにく
筋肉がつく！やせる！
しつ
タンパク質データBOOK

2018年6月30日　第1刷発行

監　修　藤田 聡
発行者　今田 俊
発行所　朝日新聞出版
　　　　〒104-8011　東京都中央区築地5-3-2
　　　　電話（03）5541-8996（編集）
　　　　　　（03）5540-7793（販売）
印刷所　図書印刷株式会社

©2018 Asahi Shimbun Publications Inc.
Published in Japan by Asahi Shimbun Publications Inc.
ISBN　978-4-02-333223-2

定価はカバーに表示してあります。
落丁・乱丁の場合は弊社業務部（電話03-5540-7800）へご連絡ください。
送料弊社負担にてお取り替えいたします。
本書および本書の付属物を無断で複写、複製（コピー）、引用することは
著作権法上での例外を除き禁じられています。
また代行業者等の第三者に依頼してスキャンやデジタル化することは、
たとえ個人や家庭内の利用であっても一切認められておりません。